셀프 마사지와
강화 운동을 통한

# 직장인
# 통증
# 생존기

바디컨설턴트 이승철 지음

정진 *Life*

직장인 통증 생존기

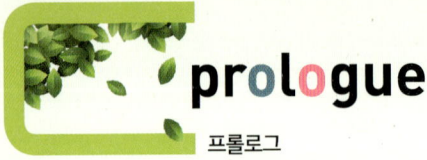

프롤로그

상담하러 오는 고객님의 얘기를 들어보면 '허리가 아파서…', '목이 아파서…', '어깨가 결려서…' 하며 통증에 대한 언급이 확실히 많아졌다. 외적인 모습을 가꾸려는 것뿐만 아니라 통증을 완화시키고 일상생활에 불편함을 없애기 위해 운동을 하려는 것이다.

잘못된 자세와 운동 습관으로 인해 통증이 생겨 찾아오는 고객들도 많아지고 있다. 체지방을 감량하거나 근육량을 증가시키기 위해 운동을 무작정 시작하는데 통증이 있는 상태에서 하면 오히려 불균형을 초래할 가능성이 크다. 몸이 긴장한 상태로 운동을 하면 정확한 자세로 하지 않기 때문에 부상 위험도 있다. 만약 체중을 줄였더라도 몸이 삐뚤어지거나 통증이 있는 상태라면 예쁘고 건강한 몸을 가꾸지 못한다.

미용과 통증 해결 두 가지를 모두 관리하려면 어떻게 해야 할까? 뭉친 근육을 풀어주는 케어와 운동, 이 두 가지만 제대로 해준다면 해결할 수 있다. 하지만 잠도 제대로 못 자는 바쁜 직장인들이 운동을 위해 시간을 내기란 쉽지 않다. 그러다 보니 점점 스트레스가 쌓여 몸을 긴장시키고 근육을 뭉치게 해서 통증을 유발하기도 한다.

회원들이 직장에서 스트레스를 받고 지친 몸을 이끌고 운동하러 오는 모습이 정말 대단하면서도 안쓰러울 정도다. 그래도 고객들이 통증 해결과 활력을 되찾는 모습을 보고 케어와 운동은 꼭 필요하다는 걸 느끼게 되었다. 그렇지만 사실 직장인들이 매번 시간과 돈을 투자하면서 운동하러 헬스장, 마사지 숍, 도수치료 등을 찾아다니는 것은 한계가

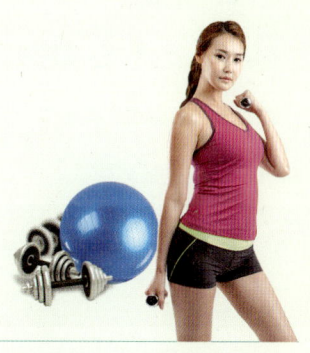

있다. 그래서 어떻게 하면 쉽고 간단하게 따라 할 수 있는 케어 방법을 사람들에게 전달할 수 있을지 고민하다가 책을 내기로 했다.

이 책을 통해서 은행 갈 시간조차 없는 우리나라 직장인들이 건강한 몸을 가지게 되었으면 좋겠다. 이 책은 완전한 통증 해결과 건강한 삶 증진을 목적으로 하며, 헬스장에서 운동 전에 해도 좋고, 집에서 간단하게 따라 해도 충분히 좋아질 수 있다. 본인에게 필요한 부분만 바로바로 찾아서 풀고 운동하면 끝이다. 책을 따라 운동을 하다 보면 뭉친 근육을 풀어주고 통증이 재발하지 않도록 운동을 통해 틀어진 몸까지 잡아줄 것이다.

## 이 책의 구성

시중에는 많은 종류의 건강 및 운동 책이 있다. 대부분의 책은 장황한 설명이나 독자의 몸 상태를 고려하지 않은 운동법을 제시하고 있다. <직장인 통증 생존기>는 독자가 자신의 근무 상황과 몸 상태를 동시에 체크하고, 이에 맞게 혼자서도 간단하게 할 수 있는 마사지와 스트레칭, 강화 운동 방법을 함께 구성해 놓았다. 사전을 찾듯이 자신의 몸에 맞는 솔루션을 찾아 실행하면 된다!

1. 내가 해당되는 자세 및 통증 케이스를 파악한다. (Part 1, 2)
2. 해당 자세 및 통증 케어, 운동 방법이 제시된 곳의 페이지를 펼쳐 (Part 3, 4) 그대로 실행한다.

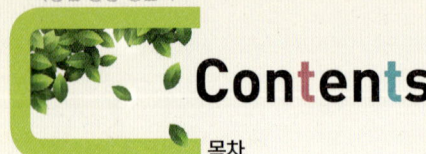

## Contents
목차

### Part 1. 케이스 & 통증

1. 하이힐(굽이 높은 신발)을 자주 신는다/8
2. 발목을 자주 삔다/9
3. 오래 서서 근무한다/10
4. 종아리에 쥐가 자주 난다/11
5. 다리를 자주 꼬고 앉는다/12
6. 장시간 앉아서 근무한다/13
7. 골반 높이가 다르다 & 짝다리를 짚고 선다/14
8. 오래 걸으며 근무한다/15
9. 컴퓨터 업무가 잦다/16
10. 발바닥이 아프다/17
11. 발목이 뻐근하다/18
12. 종아리가 자주 붓는다/19
13. 정강이 부분이 뻐근하다/20
14. 무릎 통증/21
14-1. 무릎 아래쪽이 아프다/21
14-2. 무릎 바깥쪽이 아프다/22
14-3. 무릎 안쪽이 아프다/22
14-4. 무릎 위쪽이 아프다/22
14-5. 무릎 뒤쪽(오금)이 아프다/22
15. 허벅지 통증/23
15-1. 허벅지 앞쪽이 당긴다/23
15-2. 허벅지 뒤쪽이 당긴다/23
15-3. 허벅지 바깥쪽이 아프다/24
16. 골반에서 소리가 난다/25
17. 엉덩이가 아프다/26
18. 골반 관절이 뻐근하다/27
19. 손목이 아프다/28
20. 손이 저린다/29
21. 팔꿈치가 아프다/30
22. 허리가 아프다/31
23. 등이 뻐근하다/32
24. 날갯죽지가 아프다/33
25. 어깨가 딱딱하고 아프다/34
26. 어깨관절에서 소리가 난다/35
27. 뒷목이 뻐근하다/36
28. 원인 모를 두통이 있다/37

### Part 2. 풀기(마사지 볼 & 스트레칭)

1. 발바닥 볼 마사지/40
2. 아킬레스건 볼 마사지 & 스트레칭/41
3. 종아리 볼 마사지 & 스트레칭/43
4. 전경골근 볼 마사지/45
5. 무릎 아래쪽 볼 마사지/47
6. 무릎 바깥쪽 볼 마사지/48
7. 무릎 안쪽 볼 마사지/49
8. 무릎 위쪽 볼 마사지/50
9. 허벅지 앞쪽 스트레칭/51
10. 허벅지 뒤쪽 스트레칭/52
11. 허벅지 안쪽 스트레칭/53
12. 장요근 볼 마사지 & 스트레칭/54
13. 허벅지 바깥쪽 볼 마사지/56
14. 골반 바깥쪽 볼 마사지/57
15. 이상근 볼 마사지 & 스트레칭/58
16. 요방형근 볼 마사지 & 스트레칭/60

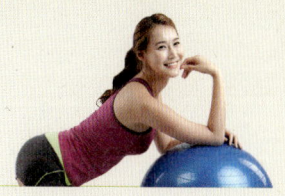

17. 척추기립근 볼 마사지 & 스트레칭/62
18. 능형근 볼 마사지/64
19. 등 스트레칭/66
20. 가슴 볼 마사지 & 스트레칭/67
21. 견갑거근 볼 마사지 & 스트레칭/69
22. 목 뒤쪽 볼 마사지/71
23. 목 앞쪽 볼 마사지 & 스트레칭/72
24. 목 옆쪽 볼 마사지 & 스트레칭/74
25. 승모근 볼 마사지/76
26. 회전근개 스트레칭/77
27. 팔꿈치 볼 마사지/78
28. 전완근 볼 마사지/79
29. 손목 스트레칭/80

## Part 3. 강화 운동

1. 발목 강화 운동/84
2. 발목 가동성 운동/86
3. 허벅지 강화 운동/87
3-1. 허벅지 앞쪽 강화 운동/87
3-2. 허벅지 안쪽 강화 운동/89
3-3. 허벅지 뒤쪽 강화 운동/90
4. 중둔근 강화 운동/91
5. 중심부(코어) 강화 운동/92
6. 복부 강화 운동/93
7. 엉덩이 강화 운동/94
8. 허리 강화 운동/96
9. 흉추 가동성 운동/97
10. 날개뼈 가동성 운동/98

11. 중하부 승모근 강화 운동/100
11-1. T운동(중부 승모근)/100
11-2. Y운동(하부 승모)/101
12. 등 강화 운동/102
13. 회전근개 강화 운동/103
14. 목덜미 근육 강화 운동/105

## Part 4. 사무실에서 할 수 있는 케어

1. 발바닥 마사지/108
2. 아킬레스건 마사지/109
3. 종아리 마사지 & 스트레칭/110
4. 장요근 스트레칭/112
5. 이상근 스트레칭/113
6. 요방형근 스트레칭/114
7. 능형근 스트레칭/115
8. 등 스트레칭/116
9. 가슴 마사지 & 스트레칭/117
10. 견갑거근 스트레칭/119
11. 회전근개 스트레칭/120
12. 목 마사지/121
13. 손목 스트레칭/122

**케이스 & 통증**
풀기(마사지 볼 & 스트레칭)
강화 운동
사무실에서 할 수 있는 케어

Part

# 1

# 케이스 & 통증

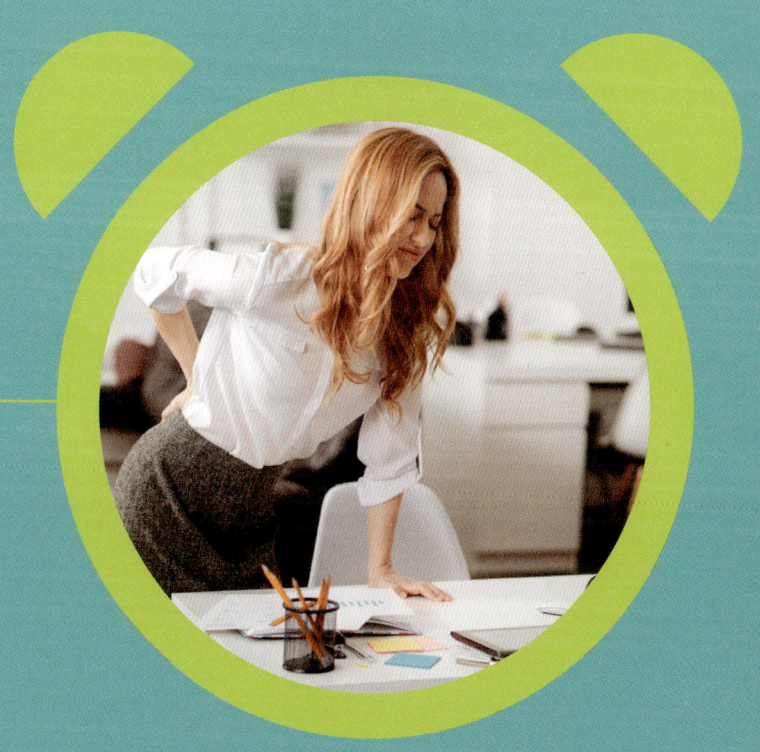

우리나라 직장인들은 하루 평균 10시간 이상 회사에서 보내는 것으로 나타났다. 사무실에 있는 대부분의 시간을 컴퓨터 앞에서 보내게 되는데, 이때 습관적으로 잘못된 자세를 취하다 보면 생활통증에 시달릴 수 있다. 생활통증은 스트레스와 만성피로, 혈액순환 이상, 두통 등이다. 대부분의 직장인은 이런 증상이 생기더라도 '시간이 지나면 낫겠지.'라고 생각하며 무시한 채 넘어가는 경우가 많다. 하지만 지금 당장은 통증이 없다고 하더라도 계속 잘못된 자세를 유지한다면 언젠가는 통증이 생기게 된다. 평생 일하면서 번 돈을 병원에 쓸 수도 있다.

# 1 하이힐(굽이 높은 신발)을 자주 신는다

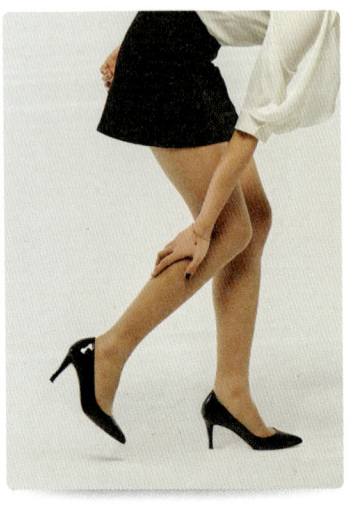

| 증상 | 하이힐(굽이 높은 신발)을 자주 또는 오래 신게 되면 발이 체중 분산을 제때로 하지 못하게 되어 다리가 쉽고 빠르게 피곤해진다. 그래서 종아리가 자주 붓거나 발바닥이 아픈 증상이 나타날 수 있다. |

케어
- 발바닥 볼 마사지 P 40
- 아킬레스건 볼 마사지 & 스트레칭 P 41
- 종아리 볼 마사지 & 스트레칭 P 43

운동
- 발목 강화 운동 P 84

# 2 발목을 자주 삔다

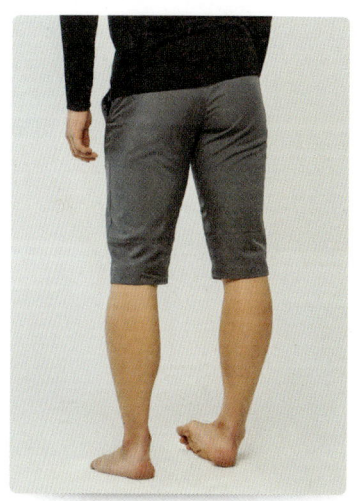

| 증상 | 발목이 자주 꼬이거나 접질린다. 발목 주변 근육의 근력과 유연성이 좋지 않아 조금만 삐끗하더라도 크게 다치는 경우가 많다. |

**케어**
- 발바닥 볼 마사지 (P 40)
- 아킬레스건 볼 마사지 & 스트레칭 (P 41)
- 종아리 볼 마사지 & 스트레칭 (P 43)
- 전경골근 볼 마사지 (P 45)

**운동**
- 발목 강화 운동 (P 84)
- 발목 가동성 운동 (P 86)

# 3 오래 서서 근무한다

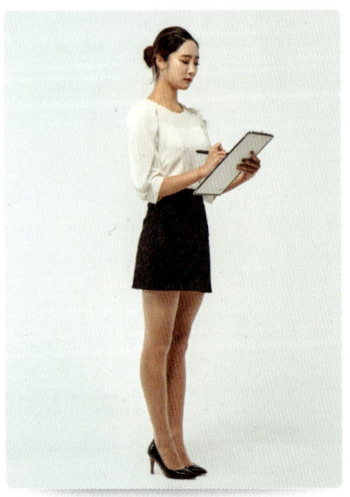

| 증상 | 하루 8시간 이상 서서 일하거나 잠깐만 서 있어도 종아리, 정강이 부분에 통증이 느껴진다. |

**케어**
- 발바닥 볼 마사지 P 40
- 종아리 볼 마사지 & 스트레칭 P 43
- 전경골근 볼 마사지 P 45

**운동**
- 발목 강화 운동 P 84
- 발목 가동성 운동 P 86

# 4 종아리에 쥐가 자주 난다

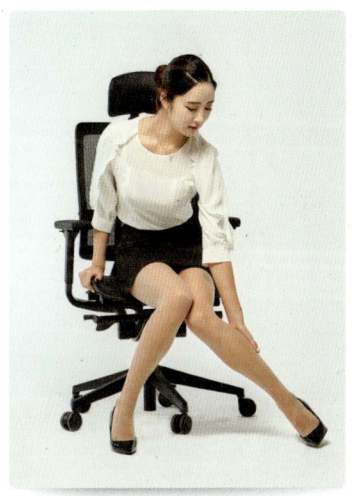

**증상**  취침 중 갑자기 종아리에 근육경련이 자주 생기거나 종아리에 힘을 주지 않았는데도 딱딱하다.

**케어**
- 종아리 볼 마사지 & 스트레칭 P 43
- 전경골근 볼 마사지 P 45

**운동**
- 발목 강화 운동 P 84
- 허벅지 앞쪽 강화 운동 P 87

# 5 다리를 자주 꼬고 앉는다

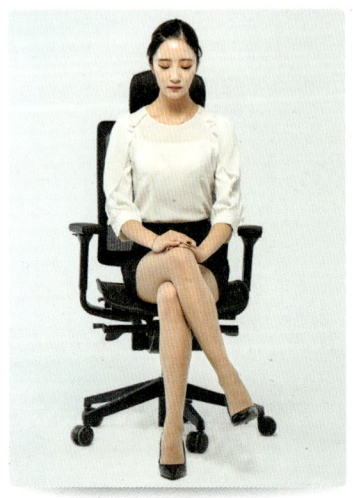

**증상**
앉을 때마다 무의식적으로 다리를 꼬아 앉는다.
그로 인해 골반 불균형과 통증이 있다.

**케어**
- (다리 꼬는 방향) 장요근 볼 마사지 & 스트레칭 P 54
- 골반 바깥쪽 볼 마사지 P 57
- (다리 꼬는 방향) 이상근 볼 마사지 & 스트레칭 P 58

**운동**
- (다리 꼬는 방향) 중둔근 강화 운동 P 91
- 엉덩이 강화 운동 P 94

# 6 장시간 앉아서 근무한다

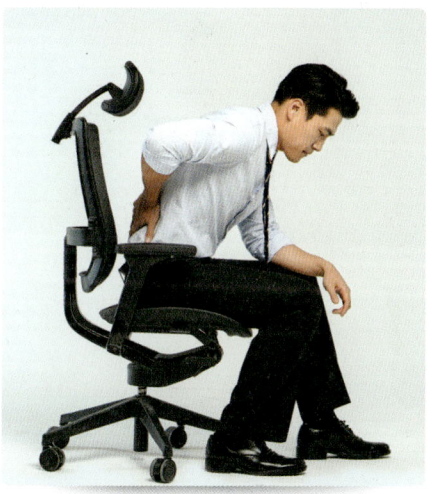

| 증상 | 하루에 8시간 이상 앉아서 일을 하고, 허리 통증이 있거나 엉덩이와 골반 주변에 통증이 있다. |

**케어**
- 장요근 볼 마사지 & 스트레칭 P 54
- 골반 바깥쪽 마사지 P 57
- 요방형근 볼 마사지 & 스트레칭 P 60
- 척추기립근 볼 마사지 & 스트레칭 P 62

**운동**
- 중심부(코어) 강화 운동 P 92
- 복부 강화 운동 P 93
- 엉덩이 강화 운동 P 94

# 7 골반 높이가 다르다 & 짝다리를 짚고 선다

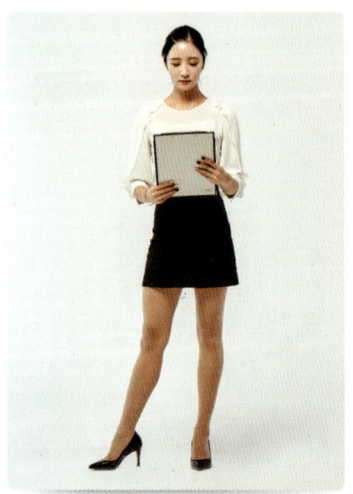

| 증상 | 습관적으로 짝다리를 짚는다.<br>또 골반 높이가 달라져 양쪽 다리의 길이가 다르다.<br>이러한 증상이 지속되면 척추 측만증을 유발한다. |

| 케어 | · (골반이 올라간 쪽) 요방형근 볼 마사지 & 스트레칭 P 60<br>· (골반이 올라간 쪽) 척추기립근 볼 마사지 & 스트레칭 P 62<br>· 이상근 볼 마사지 & 스트레칭 P 58 |

| 운동 | · 엉덩이 강화 운동 P 94 |

# 8 오래 걸으며 근무한다

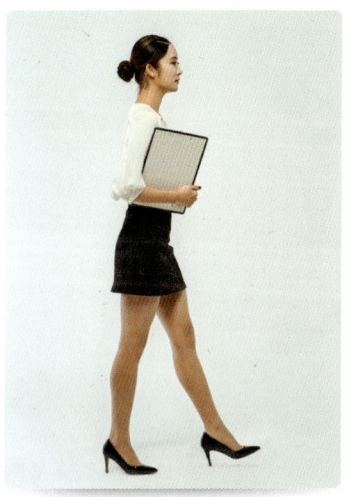

**증상** 자주 혹은 오래 걸어 종아리가 딱딱하게 뭉치고 발바닥이 찌릿찌릿하거나 저린다.

**케어**
- 발바닥 볼 마사지 P 40
- 종아리 볼 마사지 & 스트레칭 P 43
- 전경골근 볼 마사지 P 45

**운동**
- 발목 강화 운동 P 84
- 중둔근 강화 운동 P 91

# 9 컴퓨터 업무가 잦다

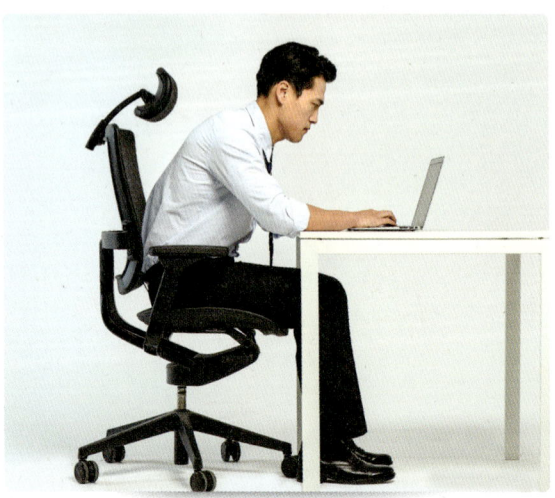

| 증상 | 장시간 컴퓨터 업무를 한다.<br>그로 인해 머리와 목이 거북이 목처럼 나와 있다.<br>이런 자세가 지속되면 목과 어깨에 부담을 준다. |

| 케어 | · 가슴 볼 마사지 & 스트레칭 P 67<br>· 견갑거근 볼 마사지 & 스트레칭 P 69<br>· 목 앞쪽 볼 마사지 & 스트레칭 P 72<br>· 승모근 볼 마사지 P 76 |

| 운동 | · 흉추 가동성 운동 P 97<br>· 중하부 승모근 강화 운동 P 100<br>· 등 강화 운동 P 102 |

# 10 발바닥이 아프다

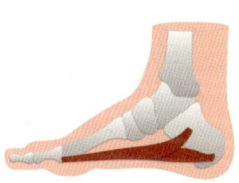 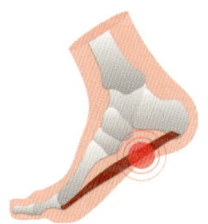

| 증상 | 평소에 발바닥에 쥐가 자주 나고, 걷거나 뛰려고 바닥을 차고 나갈 때 갑자기 발바닥에 찌릿찌릿한 통증이 생기는 경우가 있다. |

**[개선점]** 발바닥 근육을 풀어주고 발목 가동성을 높여 발에 가해지는 부하를 줄여주고 통증을 완화시켜 준다.

| 케어 | · 발바닥 볼 마사지 P 40 |

| 운동 | · 발목 강화 운동 P 84<br>· 발목 가동성 운동 P 86<br>· 중심부(코어) 강화 운동 P 92 |

# 11 발목이 뻐근하다

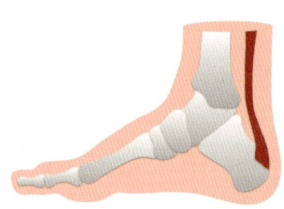
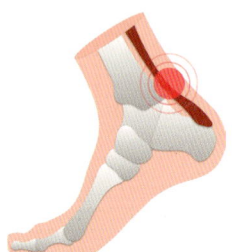

| 증상 | 발목을 움직일 때 뻐근한 느낌이 있고 아킬레스건 부분이 딱딱하다. |

[개선점] 발목 스트레칭과 운동을 통해 발목과 발의 가동 범위를 확보해 준다.

| 케어 | · 종아리 볼 마사지 & 스트레칭 P 43<br>· 아킬레스건 볼 마사지 & 스트레칭 P 41 |

| 운동 | · 발목 강화 운동 P 84<br>· 발목 가동성 운동 P 86<br>· 중심부(코어) 강화 운동 P 92 |

# 12 종아리가 자주 붓는다

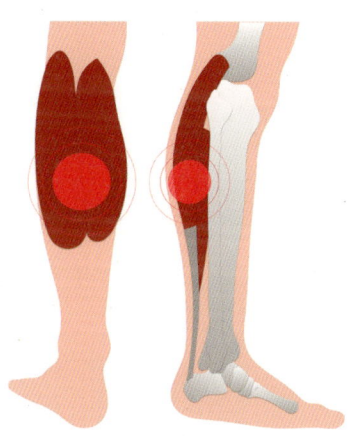

| 증상 | 종아리가 자주 붓거나 당기고 잘 때는 종아리에 쥐가 나는 증상이 있다. 대부분 혈액순환 장애 때문에 발생하는 증상이고 근육이 긴장되어 있으면 더욱더 심해진다.

[개선점] 종아리 부종을 막아주고 통증과 하지 정맥류 예방에 도움을 준다.

| 케어 |
- 아킬레스건 볼 마사지 & 스트레칭 P 41
- 종아리 볼 마사지 & 스트레칭 P 43

| 운동 |
- 발목 강화 운동 P 84
- 허벅지 앞쪽 강화 운동 P 87

# 13 정강이 부분이 뻐근하다

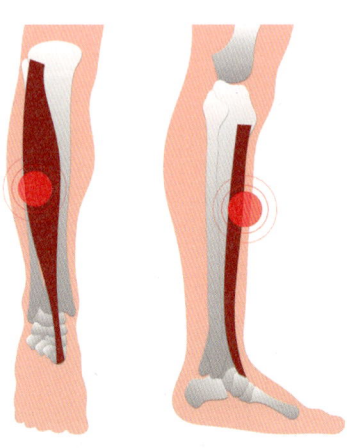

| 증상 | 걷거나 뛸 때 정강이뼈 주변이 땅기거나 발끝을 당길 때 정강이가 뻐근하게 느껴진다 |

[개선점] 전경골근을 풀어줘 통증 완화와 걸음걸이를 바르게 만들어 준다.

| 케어 | · 전경골근 볼 마사지 P 45 |

| 운동 | · 발목 강화 운동 P 84<br>· 허벅지 앞쪽 강화 운동 P 87 |

# 14 무릎 통증

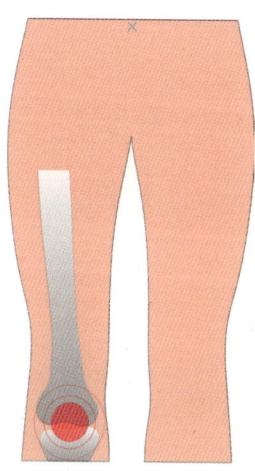

**증상**

무릎관절은 여러 방향에서 근육과 인대가 지탱해 주고 있다.
근육이 한 방향으로 단축되어 있거나 사용을 많이 하게 되면 그곳에만 집중되기 때문에 불균형과 통증이 발생할 수 있다.

[개선점] 무릎에 집중되는 부하를 분산시켜 무릎관절 통증 완화와 가동 범위를 증가시킨다.

## 14-1 무릎 아래쪽이 아프다

**케어**

무릎 아래쪽 볼 마사지 P 47

## 14-2 무릎 바깥쪽이 아프다

**케어**
- 무릎 바깥쪽 볼 마사지 (P.48)

**운동**
- 허벅지 안쪽 강화 운동 (P.89)

## 14-3 무릎 안쪽이 아프다

**케어**
- 무릎 안쪽 볼 마사지 (P.49)
- 허벅지 안쪽 스트레칭 (P.53)

**운동**
- 중둔근 강화 운동 (P.91)

## 14-4 무릎 위쪽이 아프다

**케어**
- 무릎 위쪽 볼 마사지 (P.50)
- 허벅지 앞쪽 스트레칭 (P.51)

## 14-5 무릎 뒤쪽(오금)이 아프다

**케어**
- 허벅지 뒤쪽 스트레칭 (P.52)

**운동**
- 허벅지 앞쪽 강화 운동 (P.87)

# 15 허벅지 통증

**증상** 하체에 많은 부하가 가해지면 허벅지가 저리거나 땅기고 허벅지 통증을 동반한 무릎, 골반 통증이 생긴다.

[개선점] 뭉쳐 있는 허벅지 근육을 풀어줘 허벅지 통증을 완화시켜 준다.

## 15-1 허벅지 앞쪽이 당긴다

**케어**
- 무릎 위쪽 볼 마사지 P 50
- 허벅지 앞쪽 스트레칭 P 51

**운동**
- 중둔근 강화 운동 P 91

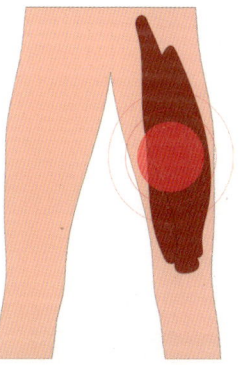

## 15-2 허벅지 뒤쪽이 당긴다

**케어**
- 허벅지 뒤쪽 스트레칭 P 52

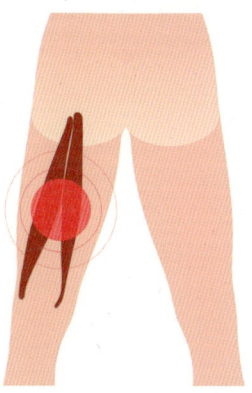

# 15-3

### 허벅지 바깥쪽이 아프다

**케어**

· 허벅지 바깥쪽 볼 마사지 P.56

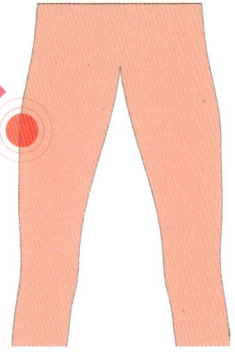

# 16 골반에서 소리가 난다

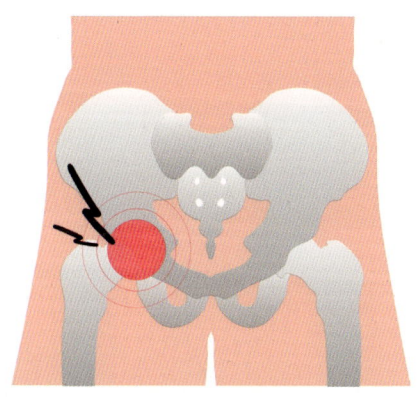

**증상**

다리를 구부렸다 펼 때, 골반 관절을 움직일 때 뚝뚝 소리가 난다.
통증이 없더라도 소리가 지속되면 통증과 체형 변형이 생길 수 있다.

[개선점] 골반 주변에 있는 근육을 풀어줘 골반 관절을 부드럽게 만들어준다.

**케어**

- 장요근 볼 마사지 & 스트레칭 P.54
- 골반 바깥쪽 볼 마사지 P.57
- 이상근 볼 마사지 & 스트레칭 P.58

# 17 엉덩이가 아프다

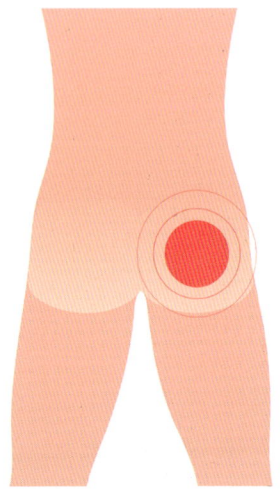

| 증상 | 엉덩이 안쪽이 아프거나 걸음걸이가 불균형하다. (팔자걸음, 안짱걸음) |

[개선점] 엉덩이 통증 완화와 걸음걸이를 바르게 만들어 준다.

| 케어 | · 이상근 볼 마사지 & 스트레칭 P 58 |

| 운동 | · 중둔근 강화 운동 P 91 |

# 18 골반 관절이 뻐근하다

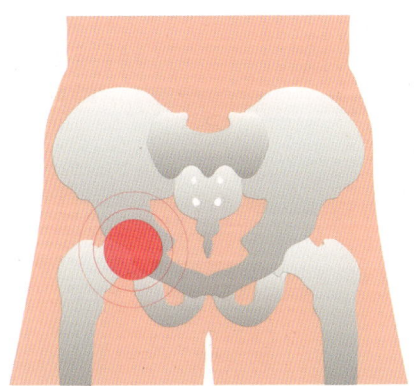

**증상** 골반이 뻐근하게 느껴지고 전체적인 통증이 있거나 걷거나 뛸 때 골반에 통증이 있다. 골반 주변 근육이 단축되어 엉덩이가 뒤로 많이 나와 있다. (오리궁둥이)

[개선점] 골반 통증 완화와 골반의 가동 범위를 확보해 준다.

**케어**
- 장요근 볼 마사지 & 스트레칭 P 54
- 골반 바깥쪽 볼 마사지 P 57
- 요방형근 볼 마사지 & 스트레칭 P 60

**운동**
- 중심부(코어) 강화 운동 P 92
- 복부 강화 운동 P 93
- 엉덩이 강화 운동 P 94

# 19 손목이 아프다

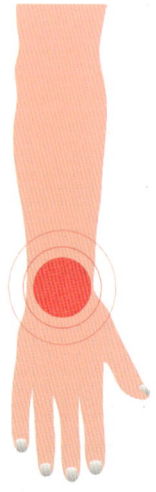

| 증상 | 손목을 움직이거나 물건을 잡거나 주먹을 쥘 때 손목에 통증이 있다. |

[개선점] 손목 스트레칭과 손목 강화 운동을 통해 손목 유연성 증가와 통증을 완화시켜 준다.

| 케어 | · 전완근 볼 마사지 (P 79)<br>· 손목 스트레칭 (P 80) |

| 운동 | |

# 20 손이 저린다

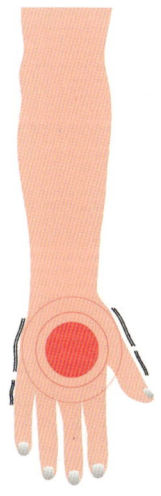

| 증상 | 손과 손가락이 저리거나 손이 차고 혈액순환이 잘 안 되는 느낌 혹은 손이 잘 붓는다. |

[개선점] 손 신경이 연결되어 있는 가슴 근육과 주변 근육들을 풀어줘 손 부종과 손 저림을 감소시킨다.

| 케어 | · 가슴 볼 마사지 & 스트레칭 (P 67)<br>· 팔꿈치 볼 마사지 (P 78)<br>· 전완근 볼 마사지 (P 79)<br>· 손목 스트레칭 (P 80) |

| 운동 | |

# 21 팔꿈치가 아프다

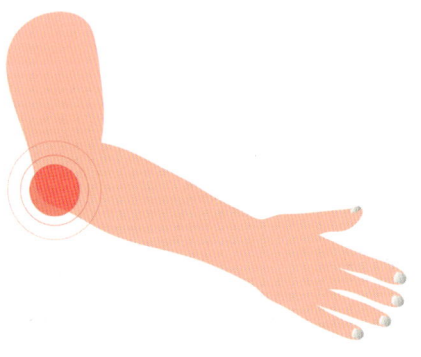

| 증상 | 팔을 접을 때나 펼 때 팔꿈치에 통증이 있다. [개선점] 팔꿈치 주변 근육을 풀어 통증을 완화시켜 준다. |

| 케어 | · 팔꿈치 볼 마사지 P 78<br>· 손목 스트레칭 P 80 |

| 운동 | |

# 22 허리가 아프다

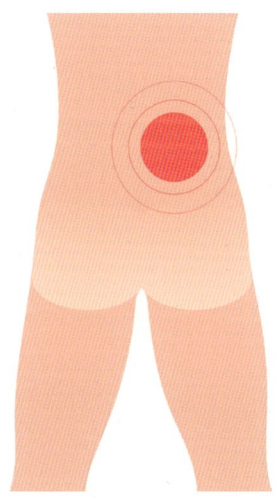

| 증상 | 오래 걷거나 앉아 있을 때 허리에 묵직한 통증이 생긴다. |
|---|---|

[개선점] 허리근육이 뭉쳐 단축된 가능성이 높기 때문에 근육을 이완시키고 풀어준다. 골반과 척추가 연결되어 있기 때문에 골반 주변 근육을 강화시켜 척추가 틀어지지 않도록 해줘야 한다.

**케어**
- 요방형근 볼 마사지 & 스트레칭 P 60
- 척추기립근 볼 마사지 & 스트레칭 P 62

**운동**
- 중심부(코어) 강화 운동 P 92
- 엉덩이 강화 운동 P 94
- 허리 강화 운동 P 96

# 23 등이 뻐근하다

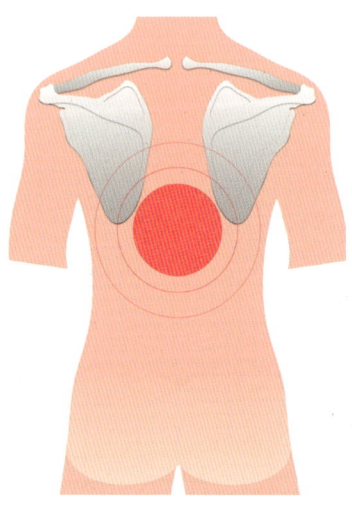

| 증상 | 구부정한 자세로 업무를 하면 등 근육이 굽은 채로 굳기 때문에 등이 뻐근하게 느껴진다. 등이 굽어 있으면 흉추의 굴곡이 심할 수 있다. 또 폐가 눌려 호흡에도 문제가 생길 수 있다. |

[개선점] 굳은 등 근육을 풀어주고 다시 굽지 않게 근육을 강화시켜 준다.

| 케어 | · 척추기립근 볼 마사지 & 스트레칭 (P 62) <br> · 능형근 볼 마사지 (P 64) <br> · 등 스트레칭 (P 66) |

| 운동 | · 흉추 가동성 운동 (P 97) <br> · 날개뼈 가동성 운동 (P 98) <br> · 중하부 승모근 강화 운동(T,Y) (P 100) <br> · 등 강화 운동 (P 102) |

# 24 날갯죽지가 아프다

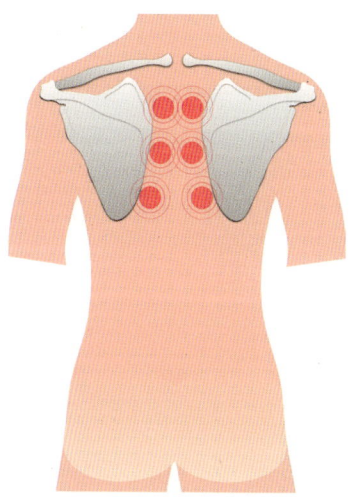

| 증상 | 한쪽으로 기대거나 엎드려서 책, 휴대전화를 보면 날개뼈 주변 근육이 뭉치게 되면서 뻐근하고 쿡쿡 찌르듯이 아프다. |
|---|---|

[개선점] 척추와 날개뼈 사이에 있는 근육을 이완시켜 근육의 긴장을 풀어준다.

| 케어 | · 능형근 볼 마사지 P 64<br>· 등 스트레칭 P 66<br>· 견갑거근 볼 마사지 & 스트레칭 P 69 |
|---|---|
| 운동 | · 날개뼈 가동성 운동 P 98<br>· 등 강화 운동 P 102 |

# 25 어깨가 딱딱하고 아프다

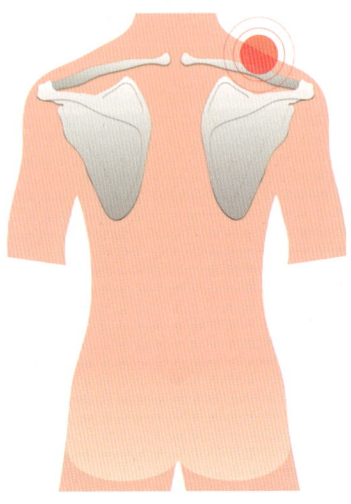

**증상** 목 옆쪽부터 어깨까지 라인이 딱딱하게 뭉쳐 있고 통증이 있다.

[개선점] 상부 승모근을 풀어주고 중하부 승모근을 강화시켜 근육의 부담이 한 쪽으로 집중되지 않도록 한다.

**케어**
- 견갑거근 볼 마사지 & 스트레칭 P 69
- 목 옆쪽 볼 마사지 & 스트레칭 P 74
- 승모근 볼 마사지 P 76
- 회전근개 스트레칭 P 77

**운동**
- 날개뼈 가동성 운동 P 98
- 중하부 승모근 강화 운동(T,Y) P 100
- 등 강화 운동 P 102

# 26 어깨관절에서 소리가 난다

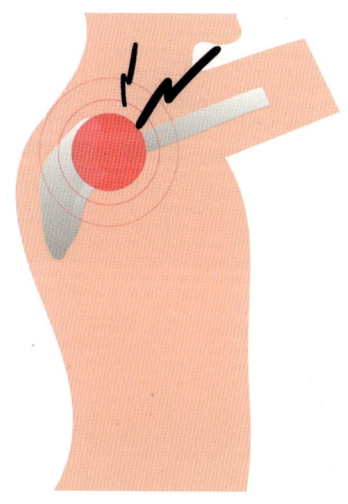

**증상**

팔을 들어 올릴 때 어깨관절에서 소리가 나거나 통증이 있고 어깨를 돌릴 때 통증이 심하다.

[개선점] 어깨관절을 잡고 있는 회전근개 근육을 풀어줘 어깨관절을 안정화시킨다.

**케어**

- 가슴 볼 마사지 & 스트레칭 P 67
- 승모근 볼 마사지 P 76
- 회전근개 스트레칭 P 77

**운동**

- 회전근개 강화 운동 P 103

# 27 뒷목이 뻐근하다

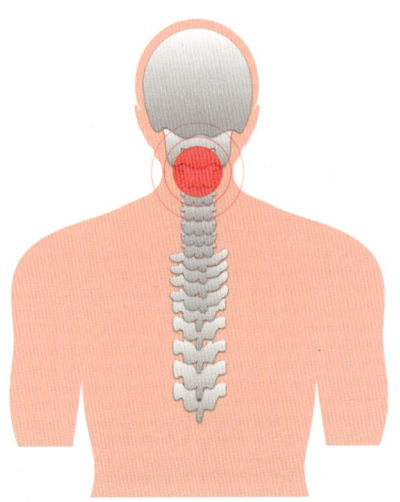

**증상**  목을 뒤로 젖힐 때 통증이 있다. 항상 머리를 받치고 있어 목에 많은 부하가 가해지기 쉽다.

[개선점] 경추(목뼈) 근처 근육을 풀어주며 경추 사이사이 공간을 확보해 줘 목에 부담을 덜어준다.

**케어**
- 목 뒤쪽 볼 마사지 P 71
- 승모근 볼 마사지 P 76

**운동**
- 목덜미 근육 강화 운동 P 105

# 28 원인 모를 두통이 있다 (편두통)

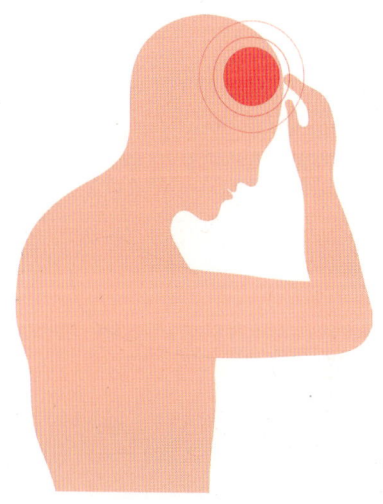

**증상**

관자놀이 주변부터 퍼져나가는 통증(편두통)이 있다.

[개선점] 머리 측면과 연결되어 있는 뒷목 근육을 풀어줘 통증을 완화시켜 준다.

**케어**

- 견갑거근 볼 마사지 & 스트레칭 (P 69)
- 목 뒤쪽 볼 마사지 (P 71)
- 목 앞쪽 볼 마사지 & 스트레칭 (P 72)
- 목 옆쪽 볼 마사지 & 스트레칭 (P 74)
- 승모근 볼 마사지 (P 76)

**운동**

케이스 & 통증
**풀기(마사지 볼 & 스트레칭)**
강화 운동
사무실에서 할 수 있는 케어

Part

# 2

## 풀기

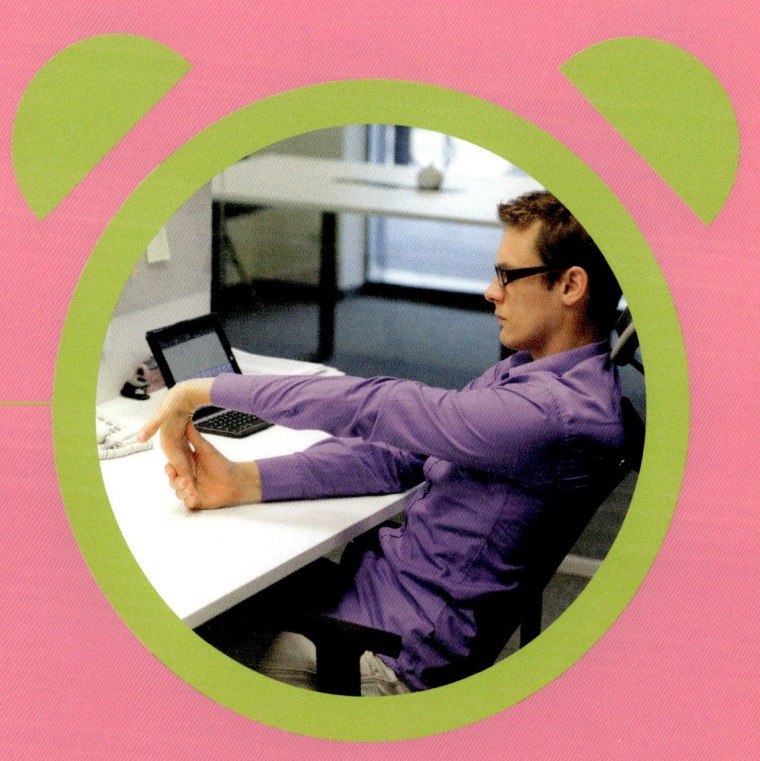

앞에서 설명했던 통증을 유발하는 케이스를 하고 있거나 통증이 있다면 어떻게 해결해야 할까? 먼저 뭉쳐 있는 근육을 풀어줘야 한다. 볼과 몸을 이용해서 통증이 있는 부분을 케어해 준다.

# 1. 발바닥 볼 마사지

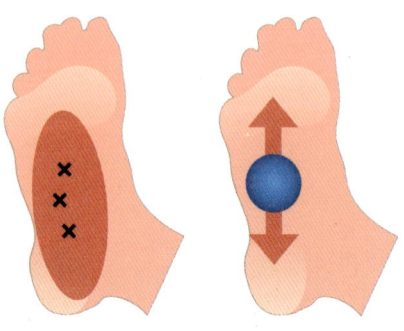

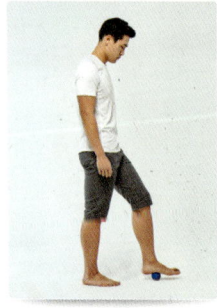

A. 볼을 바닥에 놓고 일어서서 발바닥을 대준다.

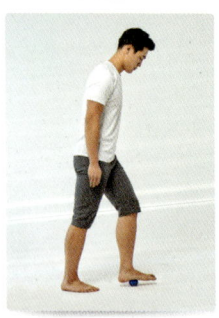

B. 볼로 발바닥 전체를 앞뒤로 눌러주며 롤링하고, 체중을 앞발에 실어 눌러준다.

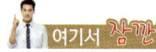

통증이 있는 부위를 10초간 지긋이 눌러준다.

양쪽 20초 2회 반복

# 2 아킬레스건 볼 마사지 & 스트레칭

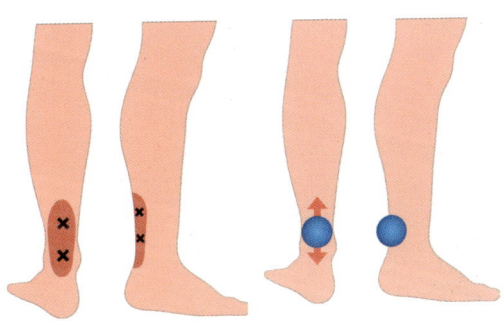

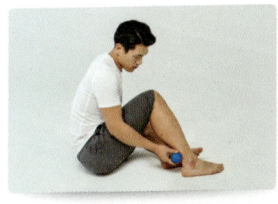

A. 뒤꿈치 바로 윗부분 발목에 볼을 대준다.

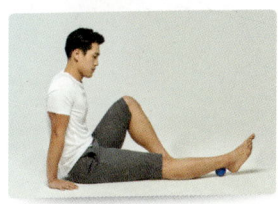

B. 한쪽 다리 무릎을 접어 발로 중심을 잡아준다.

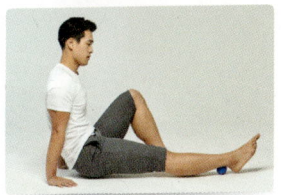

C. 엉덩이를 들어 체중을 실어 눌러준다.

양쪽 20초 3회 반복

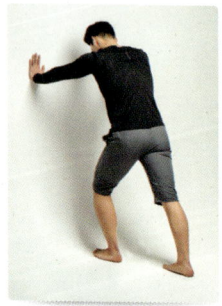

### 스트레칭

A. 벽에 손을 대고 한쪽 다리를 뒤로 뻗어준다.

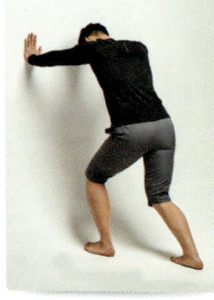

B. 호흡을 뱉으면서 뒤쪽에 있는 다리 무릎을 구부리며 늘려준다.

 **여기서 잠깐!**

뒤쪽 발뒤꿈치가 떨어지지 않는 범위 내에서 스트레칭해 준다.

양쪽 15초 유지 3회 반복

# 3. 종아리 볼 마사지 & 스트레칭

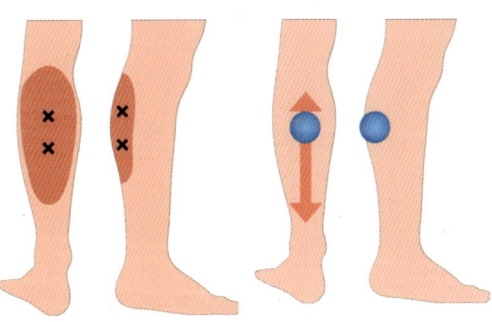

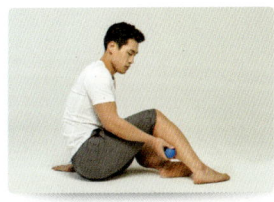

A. 아킬레스건 윗부분에 볼을 대준다.

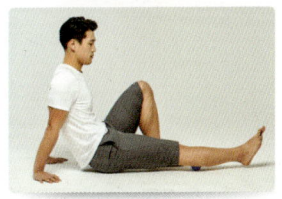

B. 앉아서 한쪽 다리 무릎을 구부려 발로 중심을 잡아준다.

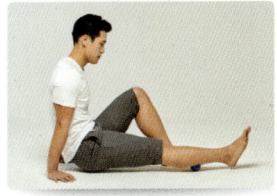

C. 볼을 바닥에 두고 아킬레스건 위쪽 종아리 부분을 롤링해 준다.

 **여기서 잠깐!**

통증이 있는 부위를 10초간 지긋이 눌러준다.
양쪽 30초 3회 반복

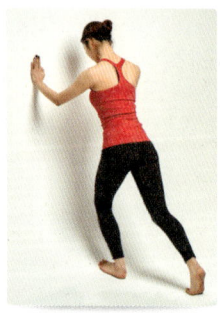

### 스트레칭

A. 양손을 벽에 대고 한쪽 발은 앞에, 반대쪽 다리는 뒤로 놓는다.

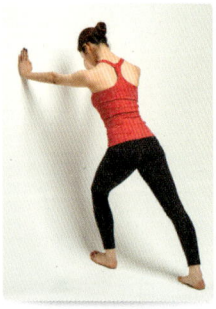

B. 호흡을 뱉으면서 양손으로 벽을 밀어주며 뒷다리 무릎을 쭉 펴준다.

**여기서 잠깐!**

발끝은 벽을 향하게 하고 뒤꿈치가 바닥에서 떨어지지 않도록 한다.

양쪽 15초 유지 3회 반복

# 4. 전경골근 볼 마사지

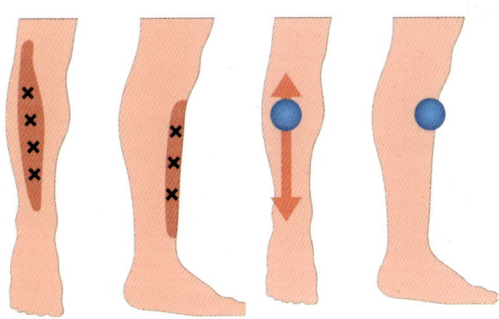

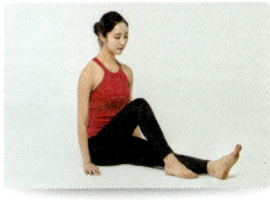
A. 다리 한쪽을 접어 앉아준다.

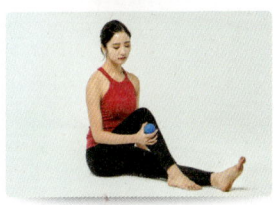
B. 정강이 뼈 옆부분 전경골근에 볼을 대준다.

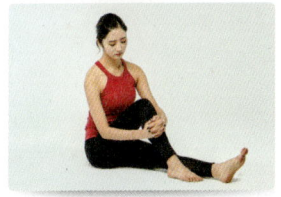
C. 양손으로 포개어 볼을 잡고 꾹 눌러준다.

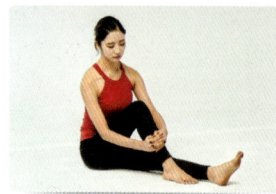

D. 위아래로 굴려주면서 눌러준다.

양쪽 30초 3회 반복

# 5  무릎 아래쪽 볼 마사지

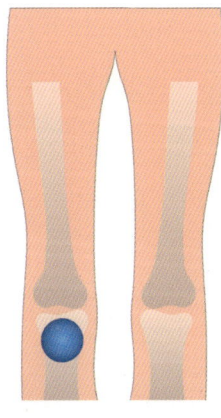

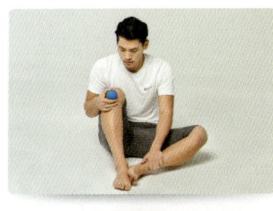

A. 다리 한쪽을 접어 앉아준다.

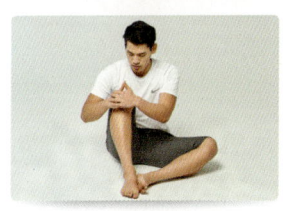

B. 무릎 아래쪽을 볼로 지긋이 눌러준다.

양쪽 10초 3회 반복

# 6 무릎 바깥쪽 볼 마사지

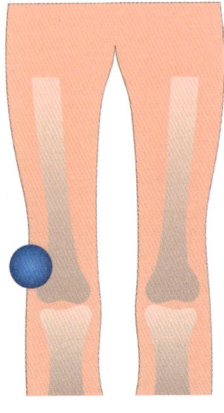

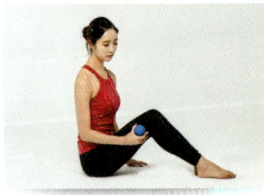

A. 옆으로 앉은 상태로 볼을 무릎 바깥쪽을 대준다.

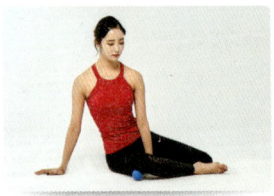

B. 볼을 바닥과 무릎 바깥쪽 사이에 놓고 옆으로 앉는다.

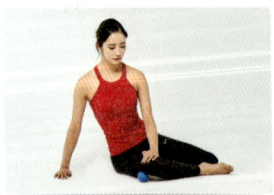

C. 호흡을 뱉으면서 무릎 바깥쪽이 볼에 눌리게 손으로 무릎 안쪽을 눌러준다.

**양쪽 20초 3회 반복**

# 7 무릎 안쪽 볼 마사지

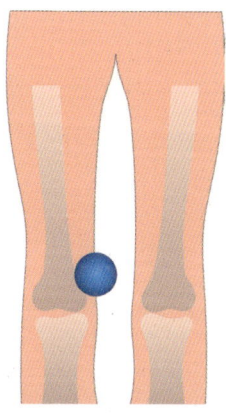

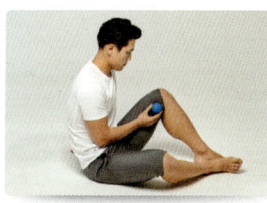

A. 무릎 안쪽에 볼을 둔다.

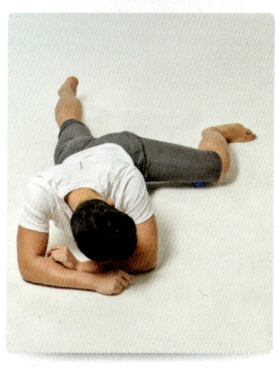

B. 엎드려서 다리를 접고 무릎 안쪽을 눌러준다.

양쪽 20초 3회 반복

# 8 무릎 위쪽 볼 마사지

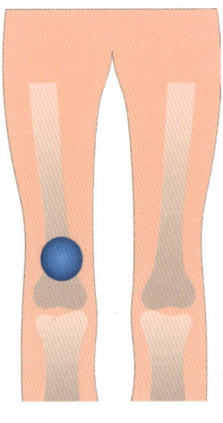

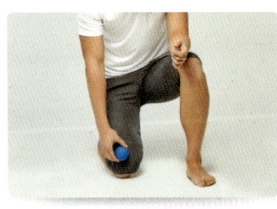
A. 통증이 있는 무릎 위쪽에 볼을 댄다.

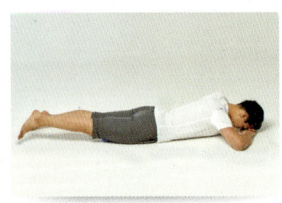
B. 엎드려 손등 위에 이마를 받치고 볼을 바닥과 무릎 위쪽 사이에 놓는다.

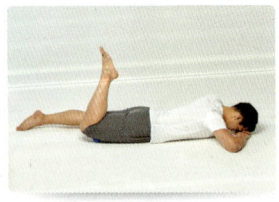
C. 무릎 위쪽을 누른 상태로 무릎을 접었다 펴준다.

양쪽 20초 3회 반복

# 9 허벅지 앞쪽 스트레칭

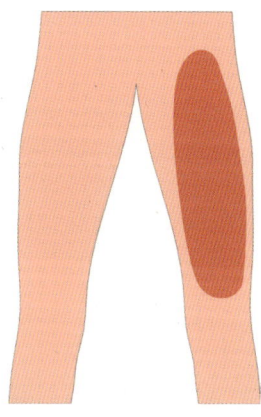

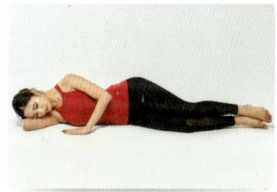
A. 중심을 잡고 옆으로 누워준다.

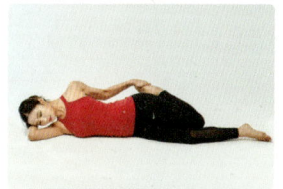
B. 발목을 잡고 뒤꿈치가 엉덩이에 닿게 당겨준다.

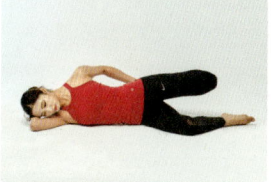
C. 호흡을 뱉어주며 무릎을 들어 늘려준다.

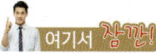

허리가 꺾이지 않도록 유지한다.

양쪽 15초 유지 3회 반복

# 10 허벅지 뒤쪽 스트레칭

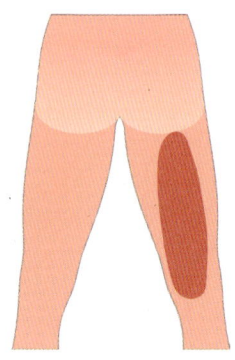

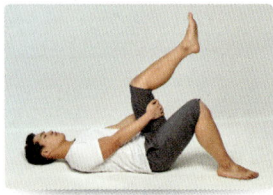
A. 무릎을 구부려 허벅지 뒤쪽을 잡고 눕는다.

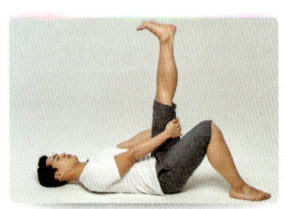
B. 몸에 힘을 빼고 호흡을 뱉으면서 무릎을 펴준다.

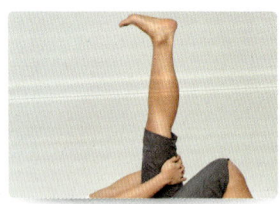
C. 무릎이 구부러지지 않도록 최대한 펴준다.

**양쪽 15초 유지 3회 반복**

# 11 허벅지 안쪽 스트레칭

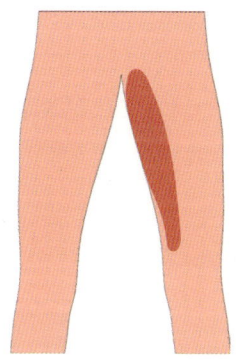

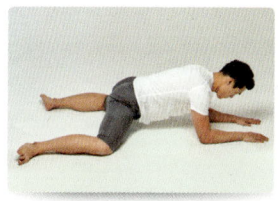

A. 팔꿈치는 바닥에 대고 양쪽 다리를 벌려 무릎을 대고 엎드린다.

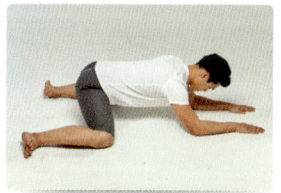

B. 호흡을 뱉으며 엉덩이를 발 쪽으로 눌러주며 허벅지 안쪽을 늘려준다. (10초 유지)

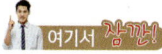

허리가 꺾이거나 구부러지지 않게 주의!

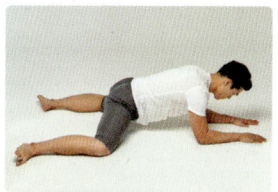

C. 호흡을 들이마시며 제자리로 돌아온다.

10회 반복

# 12. 장요근 볼 마사지 & 스트레칭

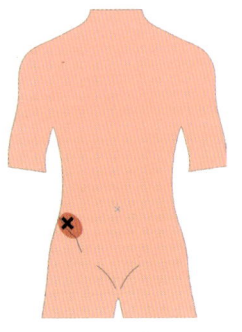
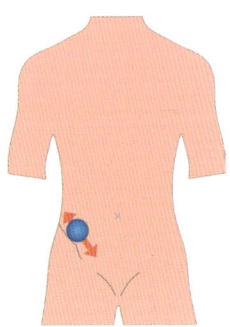

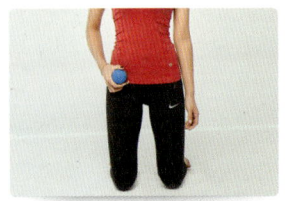
A. 골반 안쪽에 볼을 두고 엎드린다.

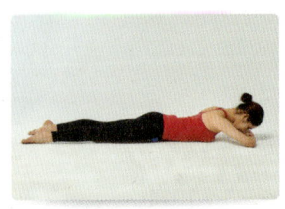
B. 골반 안쪽 장요근을 볼로 지긋이 눌러준다.

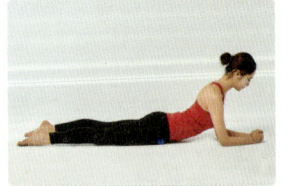
C. 상체를 들고 체중을 실어 눌러준다.

양쪽 20초 3회 반복

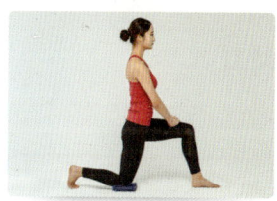

### 스트레칭

A. 한쪽 다리 무릎은 바닥에 대고 반대쪽 다리는 무릎은 접어 앞으로 뻗는다.

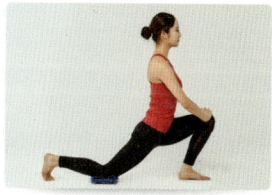

B. 호흡을 뱉으며 골반을 앞으로 눌러준다.

**여기서 잠깐!**

골반이 돌아가지 않고 정면을 향하게 유지!

양쪽 15초 유지 3회 반복

# 13 허벅지 바깥쪽 볼 마사지

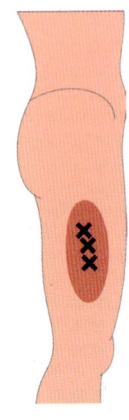
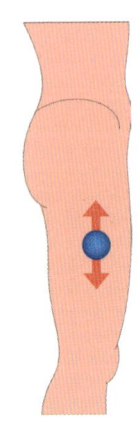

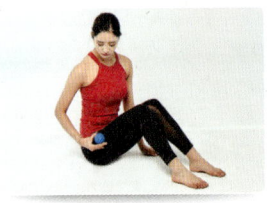

A. 옆으로 앉은 상태로 볼을 허벅지 바깥쪽에 댄다.

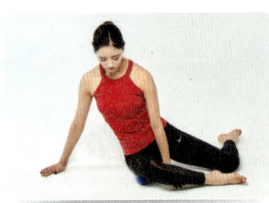

B. 바닥에 볼을 놓고 허벅지 바깥쪽에 맞춘다.

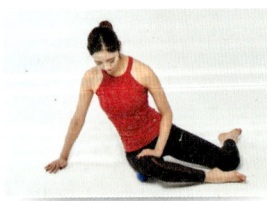

C. 손바닥으로 허벅지 안쪽을 눌러 허벅지가 볼에 눌리도록 한다.

양쪽 20초 3회 반복

# 14 골반 바깥쪽 볼 마사지

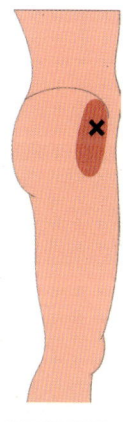
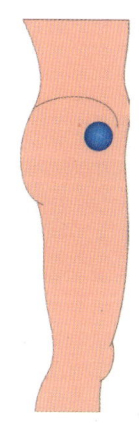

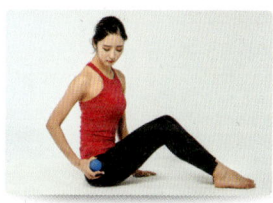

A. 골반 옆에 볼을 두고 옆으로 눕는다.

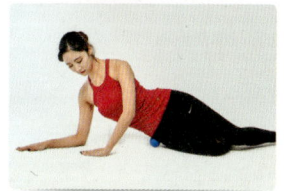

B. 골반 바깥쪽에 볼을 대고 상하좌우로 살짝 롤링해 준다.

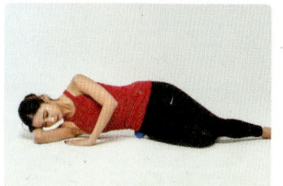

C. 완전히 옆으로 누워 체중이 실리게 눌러준다.

양쪽 20초 3회 반복

# 15 이상근 볼 마사지 & 스트레칭

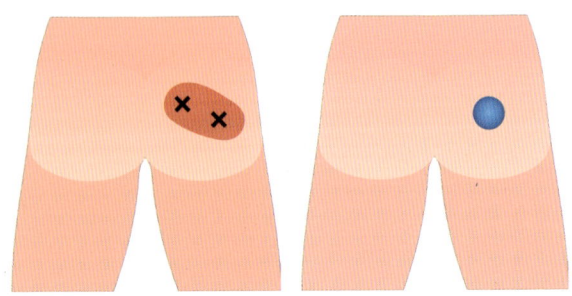

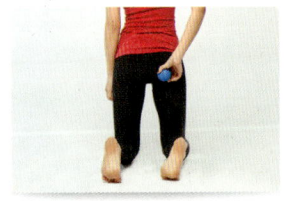
A. 엉덩이 중간 부분에 볼을 대고 앉는다.

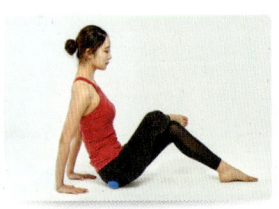
B. 다리 한쪽을 반대쪽 무릎 위로 올려놓는다.

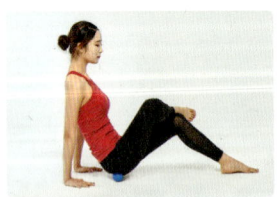
C. 반대쪽 엉덩이를 들어 체중을 실으며 지긋이 눌러준다.

양쪽 20초 3회 반복

### 스트레칭

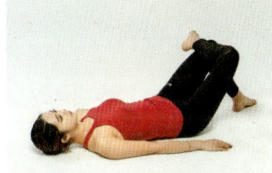

A. 다리 한쪽을 반대쪽 무릎 위로 올려놓고 눕는다.

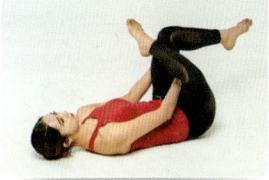

B. 양손으로 허벅지 뒤쪽을 잡고 들어준다.

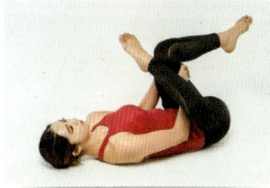

C. 호흡을 뱉으며 골반이 떨어지지 않는 범위 내에서 가슴 쪽으로 당겨준다.

양쪽 15초 유지 3회 반복

# 16 요방형근 볼 마사지 & 스트레칭

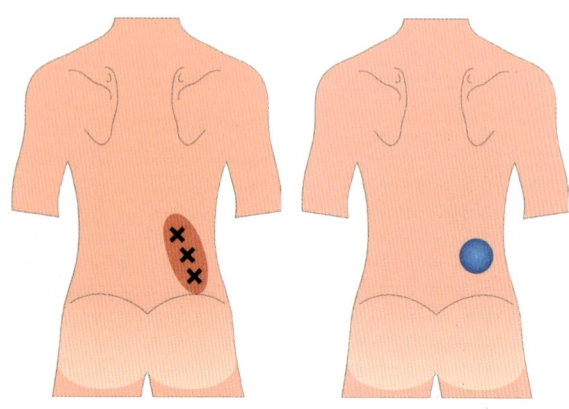

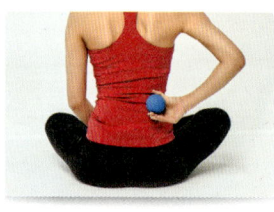

A. 바닥과 허리 사이에 볼을 두고 편하게 눕는다.

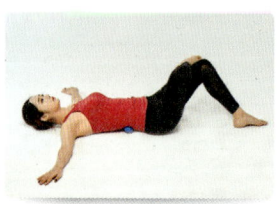

B. 다리 한쪽을 반대쪽 무릎 위로 올려놓는다.

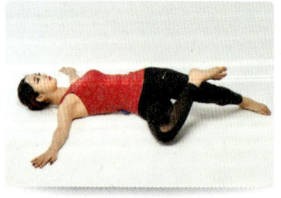

C. 호흡을 뱉으며 볼을 댄 쪽으로 기울여 무게를 실어 눌러준다.

양쪽 20초 유지 3회 반복

### 스트레칭

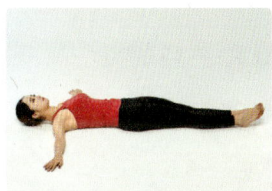

A. 양손을 옆으로 뻗어 눕는다.

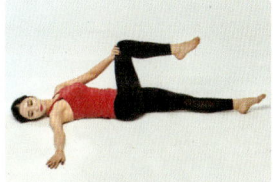

B. 한쪽 다리 무릎을 접어 반대 방향으로 넘긴다.

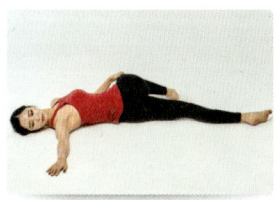

C. 호흡을 뱉으며 손으로 무릎을 눌러 늘려준다.

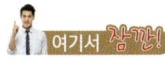

어깨가 바닥에서 떨어지지 않도록 하고 시선은 손끝을 본다.

양쪽 15초 유지 2회 반복

# 17 척추기립근 볼 마사지 & 스트레칭

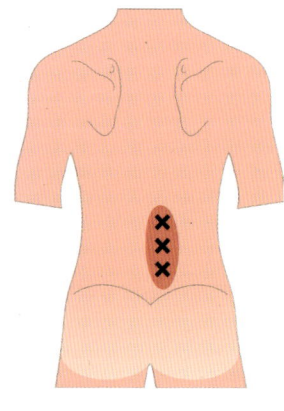
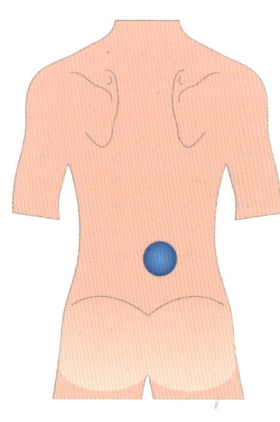

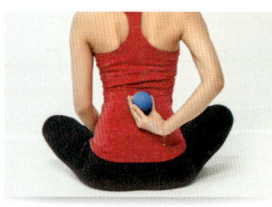

A. 척추 옆 척추기립근에 볼을 댄다.

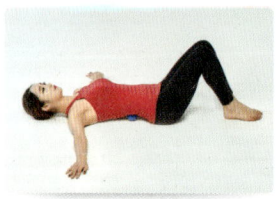

B. 볼을 바닥과 척추기립근 사이에 눌리게 놓고 눕는다.

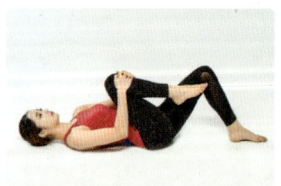

C. 호흡을 뱉으며 양손으로 다리를 들고 당겨줘 체중을 실어준다.

양쪽 20초 유지 2회 반복

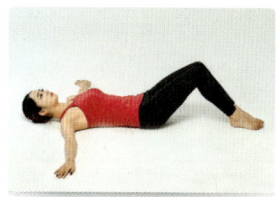

### 스트레칭

A. 다리를 접고 편하게 눕는다.

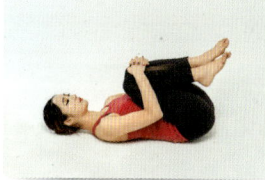

B. 호흡을 뱉어주면서 양손으로 무릎을 잡고 가슴 쪽으로 당겨준다.

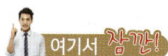

허리를 바닥으로 꾹 눌러준다.

양쪽 15초 유지 3회 반복

# 18 능형근 볼 마사지

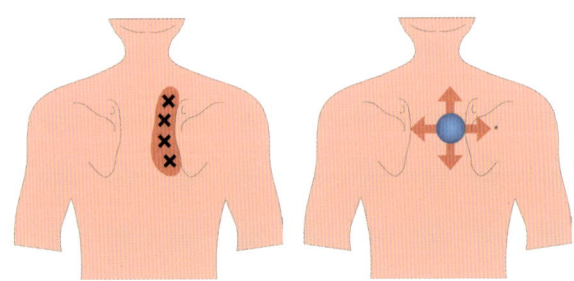

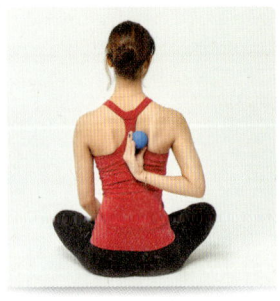

A. 통증이 있는 날개죽지 부분을 찾는다.

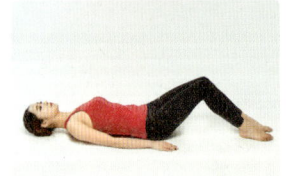

B. 날개뼈와 척추 사이 능형근에 볼을 대고 눕는다.

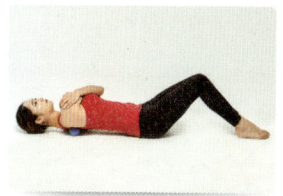
C. 볼을 댄 쪽 팔을 당겨주며 능형근을 볼로 눌러준다.

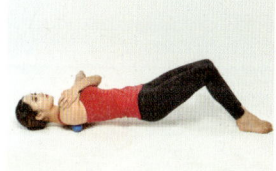
D. 호흡을 뱉으며 엉덩이를 들어 체중을 실으며 상하좌우로 롤링해 준다.

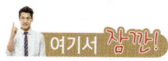
여기서 잠깐!

통증이 있는 부위를 10초간 지긋이 눌러준다.

양쪽 20초 2회 반복

# 19 등 스트레칭

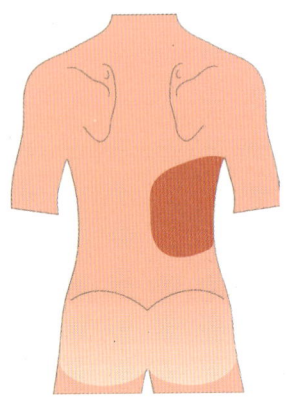

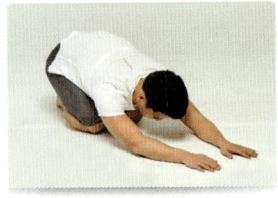

A. 무릎 꿇고 엎드려 팔을 앞으로 쭉 뻗는다.

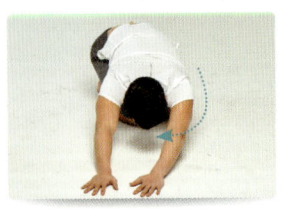

B. 손으로 바닥을 짚으면서 옆으로 이동한다.

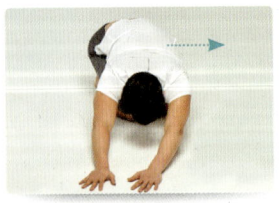

C. 호흡을 뱉으며 등을 늘려준다.

양쪽 15초 유지 3회 반복

# 20 가슴 볼 마사지 & 스트레칭

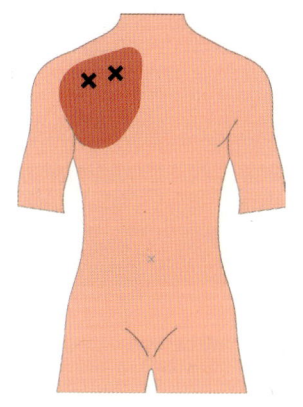
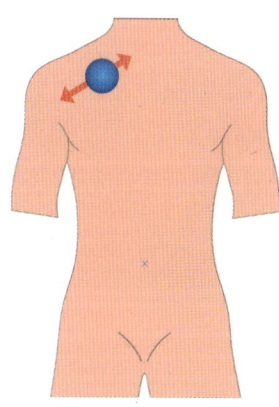

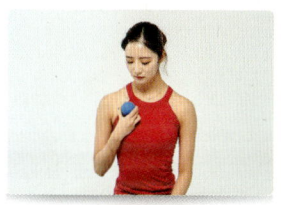
A. 볼을 쇄골 아래 가슴근육에 댄다.

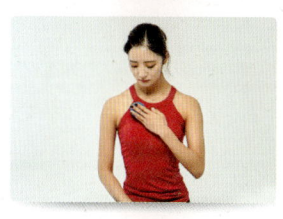
B. 볼을 손바닥으로 눌러준다.

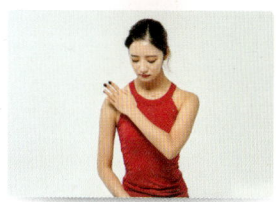
C. 쇄골라인을 따라 굴리면서 눌러준다.

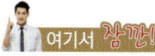

통증이 있는 부위를 10초간 지긋이 눌러준다.
양쪽 20초 2회 반복

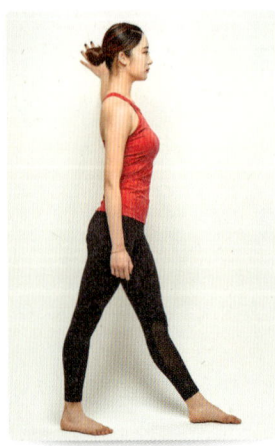

### 스트레칭

A. 벽에 손을 대고 손과 같은 쪽 발을 앞으로 뻗는다.

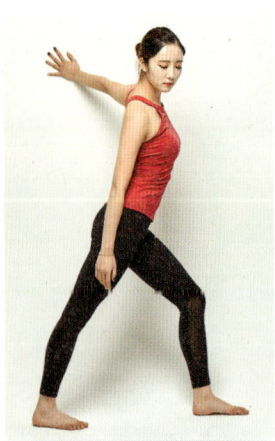

B. 호흡을 뱉으면서 가슴을 내밀어 가슴근육을 늘려준다.

 **여기서 잠깐!**

앞쪽 다리를 구부려 중심을 앞으로 이동한다.

양쪽 15초 유지 2회 반복

# 21 견갑거근 볼 마사지 & 스트레칭

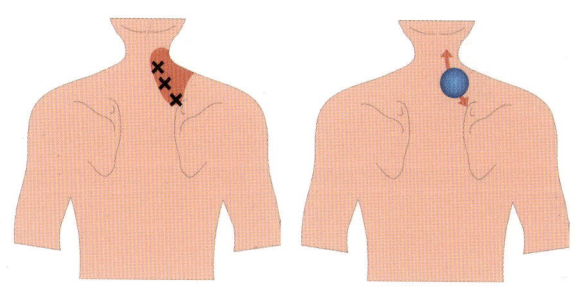

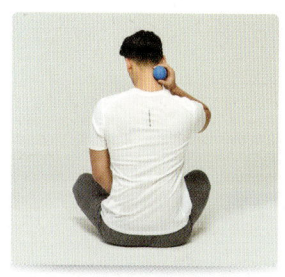

A. 고개를 앞으로 숙여준 다음 볼을 목에 댄다.

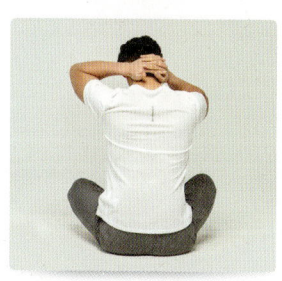

B. 호흡을 뱉으며 양손으로 볼을 누르며 위아래로 굴려준다.

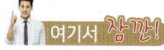

통증이 있는 부위는 10초간 지긋이 눌러준다.

양쪽 20초 2회 반복

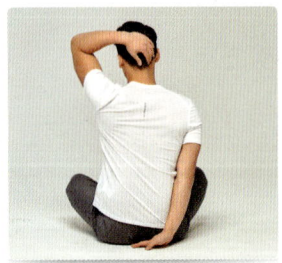

### 스트레칭

A. 고개를 전방 45도 방향으로 돌린다.

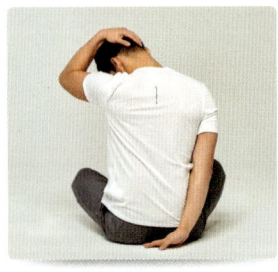

B. 손바닥으로 머리 뒤통수뼈를 잡고 호흡을 뱉어주며 천천히 당겨준다.

 **여기서 잠깐!**

턱은 당기고 반대쪽 어깨를 아래로 내려 최대한 늘려준다.

양쪽 15초 유지 2회 반복

# 22 목 뒤쪽 볼 마사지

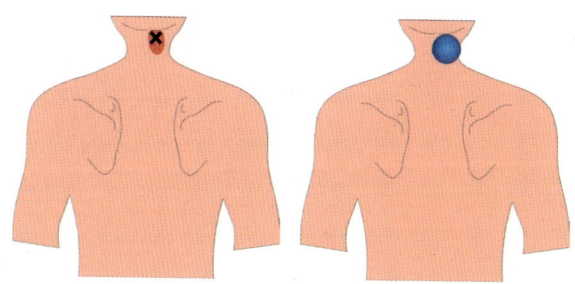

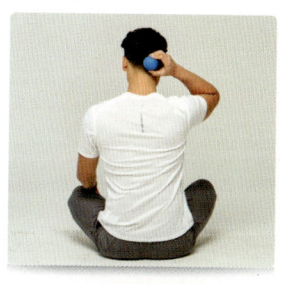

A. 턱을 당겨 고개를 앞으로 숙여준 다음 뒤통수뼈 바로 아래 목에 볼을 댄다.

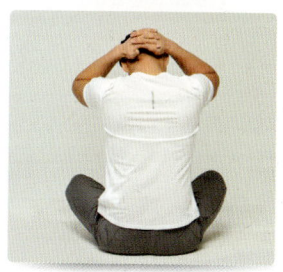

B. 호흡을 뱉으며 양손으로 볼을 지긋이 누른다.

양쪽 20초 2회 반복

# 23 목 앞쪽 볼 마사지 & 스트레칭

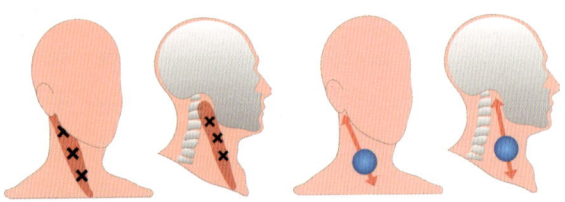

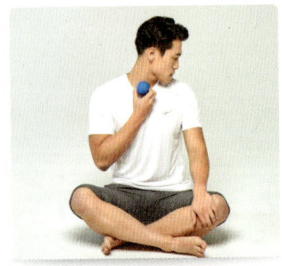

A. 고개를 옆으로 돌려 목젖 옆 근육에 볼을 댄다.

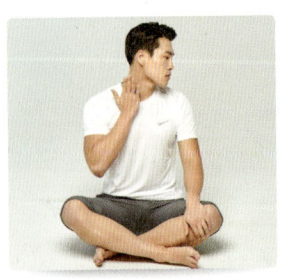

B. 볼을 손바닥으로 눌러준다.

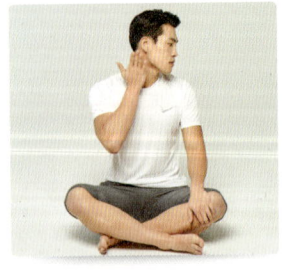

C. 쇄골 위부터 귀 아래까지 볼을 지긋이 누르며 롤링해 준다.

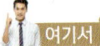 여기서 잠깐!

기도가 눌리지 않도록 주의!

양쪽 20초 2회 반복

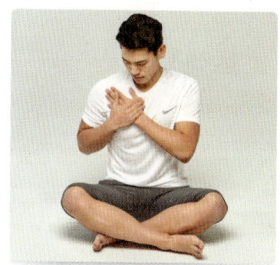

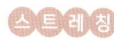 스트레칭

A. 양손을 포개어 한쪽 쇄골 아래를 잡는다.

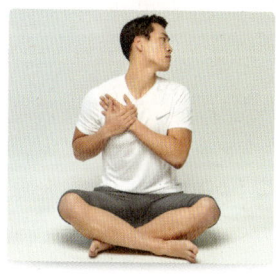

B. 호흡을 뱉으면서 고개를 반대편 대각선 뒤로 젖혀 늘려준다.

양쪽 15초 유지 3회 반복

# 24 목 옆쪽 볼 마사지 & 스트레칭

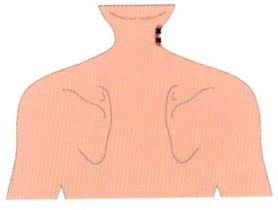
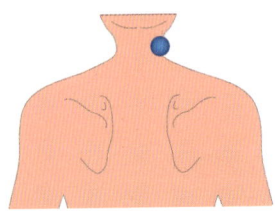

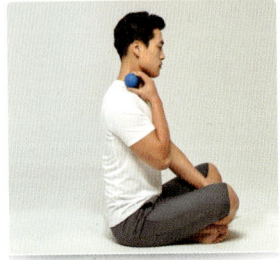

A. 목 옆에 볼을 댄다.

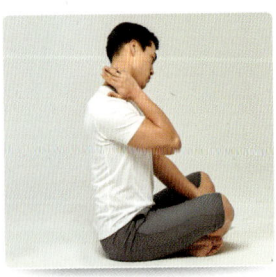

B. 고개를 옆으로 숙여준 다음 손바닥으로 볼을 누른다.

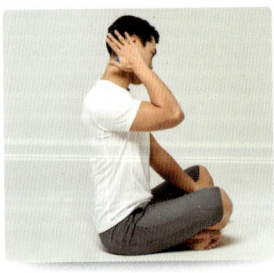

C. 호흡을 뱉으며 볼을 지긋이 누르며 위아래로 롤링해 준다.

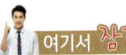

통증이 있는 부위는 10초간 지긋이 눌러준다.

양쪽 20초 2회 반복

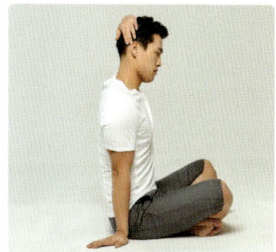

### 스트레칭

A. 한 손으로 반대편 귀 바로 위쪽 머리를 잡는다.

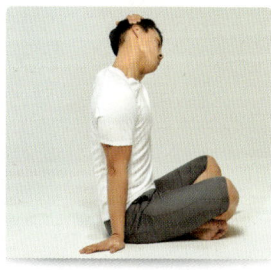

B. 호흡을 뱉으면서 고개를 옆으로 누르며 근육을 늘려 준다.

양쪽 15초 3회 반복

# 25 승모근 볼 마사지

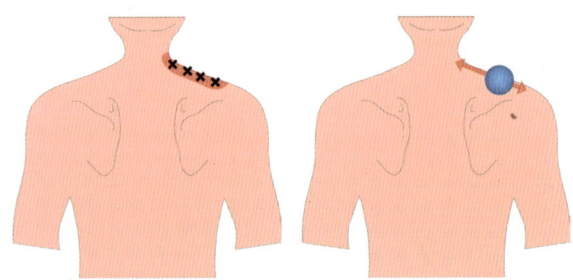

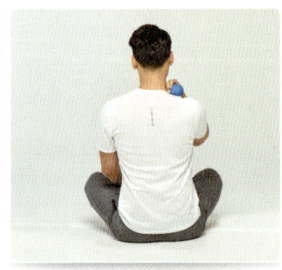

A. 볼을 바닥과 승모근 사이에 놓고 눕는다.

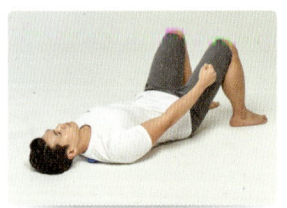

B. 팔을 들어 움직이면서 승모근이 눌리도록 한다.

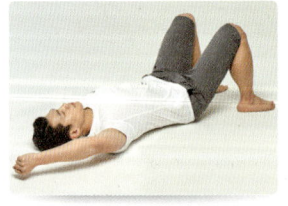

C. 팔을 머리 위까지 들었다 내렸다 반복하면서 승모근이 볼에 눌리게 한다.

양쪽 20초 유지 3회 반복

# 26 회전근개 스트레칭

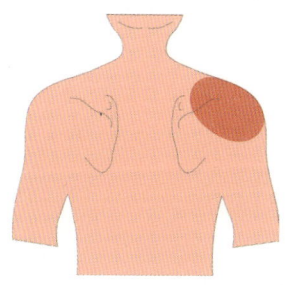

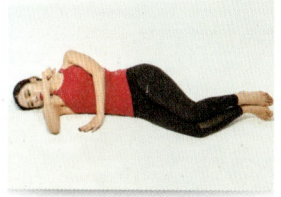

A. 어깨와 팔꿈치가 정면 일직선으로 향하게 눕는다.

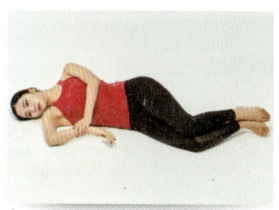

B. 반대 손바닥을 손목에 대고 호흡을 뱉으며 천천히 회전근개를 늘려준다.

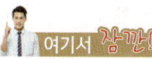

갑자기 한번에 누르면 다칠 수 있으니 주의!

양쪽 10초 유지 3회 반복

# 27 팔꿈치 볼 마사지

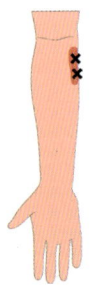 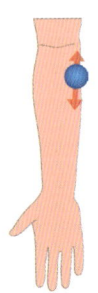

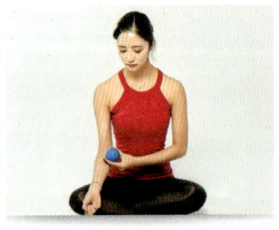

A. 팔등이 바닥을 향하게 돌려놓는다.

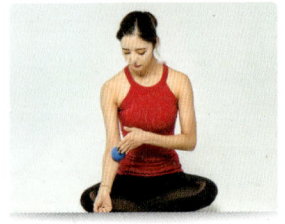

B. 볼을 팔꿈치 안쪽에 둔다.

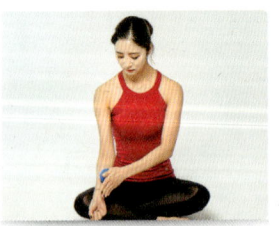

C. 팔꿈치와 손목 사이를 번갈아가며 굴려 눌러준다.

양쪽 20초 3회 반복

# 28 전완근 볼 마사지

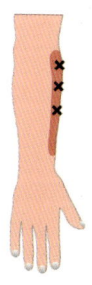 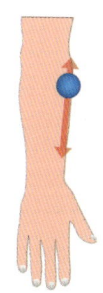

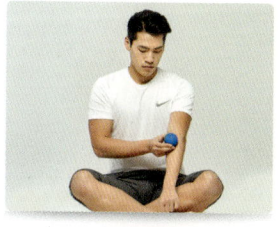
A. 손등이 보이게 팔을 편하게 둔다.

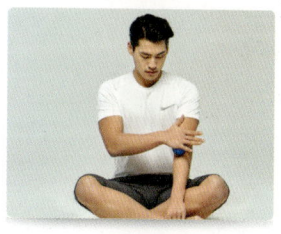
B. 볼을 팔 위쪽에 둔다.

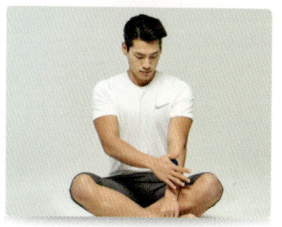
C. 팔과 손목 사이를 번갈아가며 굴려 눌러준다.

양쪽 20초 3회 반복

# 29 손목 스트레칭

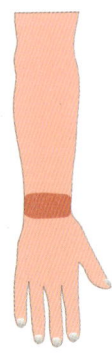

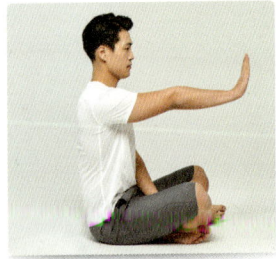

A. 팔을 쭉 펴고 손끝이 위를 향하게 손목을 접는다.

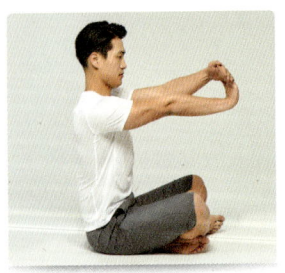

B. 호흡을 뱉으며 손바닥을 잡고 몸 쪽으로 당긴다.

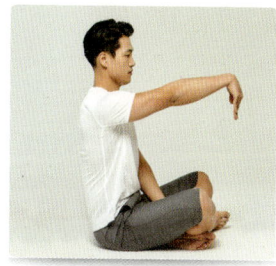

C. 팔을 쭉 펴고 손끝이 바닥을 향하게 손목을 접는다.

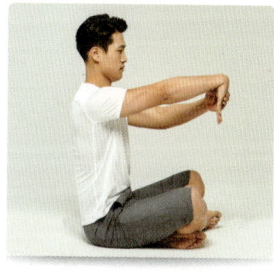

D. 호흡을 뱉으며 손등을 잡고 몸 쪽으로 당겨준다.

10초 유지 3회 반복

케이스 & 통증
풀기(마사지 볼 & 스트레칭)
**강화 운동**
사무실에서 할 수 있는 케어

Part
# 3

# 강화 운동

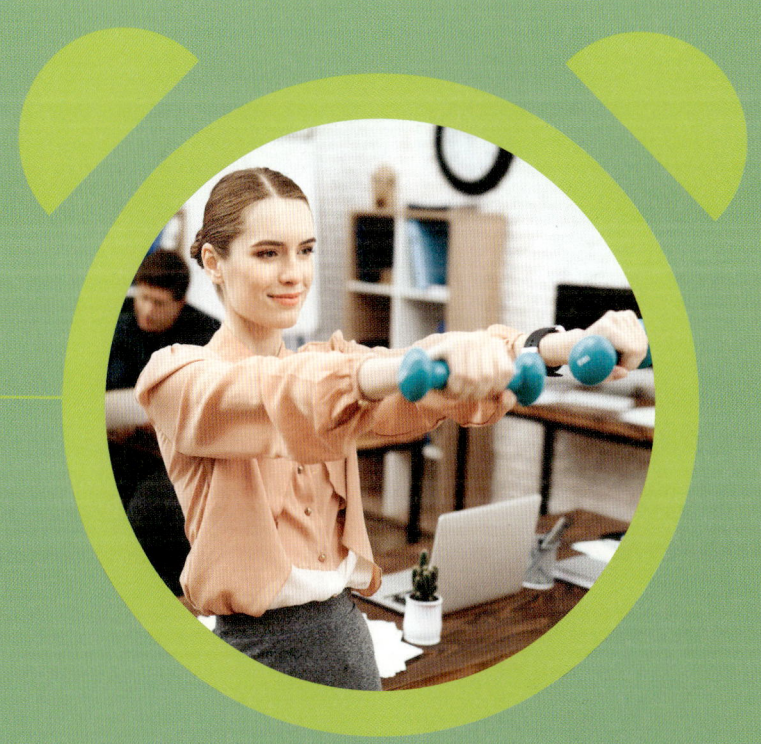

스트레칭과 볼 마사지 이후에는 잘 사용하지 않았던 근육들을 사용해서 자세가 다시 불균형해지지 않도록 해줘야 한다. 마사지 숍을 계속 찾게 되는 이유는 마사지로 근육을 풀 때는 괜찮아지지만 며칠 지나지 않아 다시 통증이 생기기 때문이다. 뭉쳐 있는 근육을 풀기만 하면 통증이 완벽하게 없어지지 않는다. 일상생활로 돌아가면 또다시 바르지 못한 자세로 돌아가기 때문이다. 운동을 통해 약해진 근육을 강화하여 바르게 고정해 줘야 한다. 회사에 다니며 운동하기란 정말 힘들지만, '운동은 하루를 짧게 하지만 일생을 길게 한다.'라는 말처럼 조금씩이라도 자신의 몸을 위해 투자해야 한다.

# 1. 발목 강화 운동

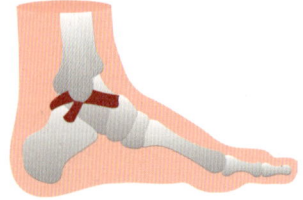

| 운동 목적 | 발목 근력 강화, 발목 유연성 증가 |
|---|---|

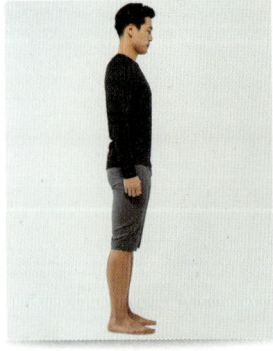

A. 차렷자세로 서 있는다.

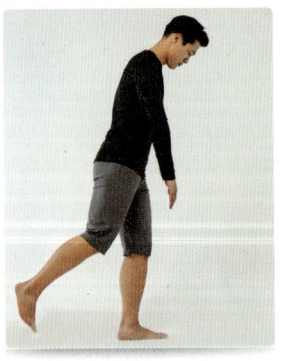

B. 한쪽 다리를 뒤로 뻗어주면서 상체를 숙인다.

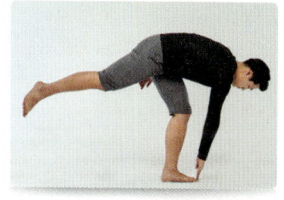

C. 반대쪽 손으로 엄지발가락을 터치하고 상체를 세운다.

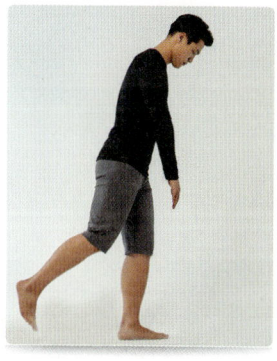

D. 바닥에서 발을 뗀 상태로 중심을 잡으며 반복한다.

양쪽 15회 3세트

# 2 발목 가동성 운동

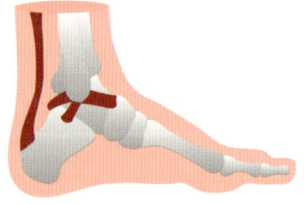

| 운동 목적 | 발목 가동 범위 증가 |

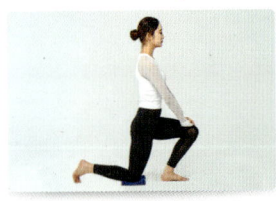

A. 수건 위에 한쪽 무릎을 꿇고 다른 한쪽 발은 다리를 접어 바닥에 댄다.

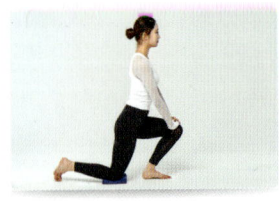

B. 호흡을 뱉으며 중심을 앞으로 이동한다.

 **여기서 잠깐!**

발뒤꿈치가 떨어지지 않도록 주의

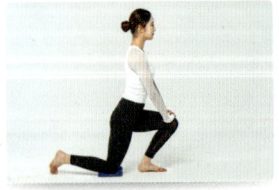

C. 호흡을 들이마시면서 제자리로 돌아간다.

양쪽 10회 3세트

# 3 허벅지 강화 운동

**운동 목적**: 하지 부하 분산, 무릎 통증 예방 및 완화

## 3-1 허벅지 앞쪽 강화 운동

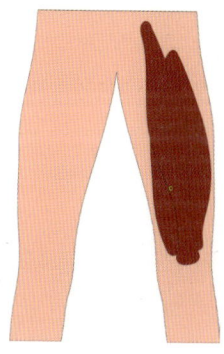

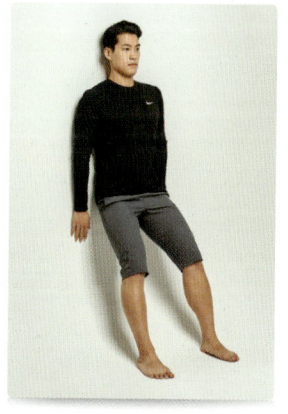

A. 벽에 등을 대고 발을 어깨너비로 벌려 앞으로 뻗는다.

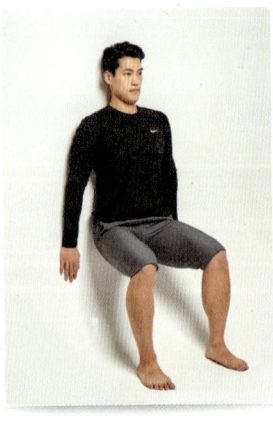

B. 무릎과 발끝이 정면을 향하게 하고 90도까지 앉아서 3초 버틴다.

 여기서 잠깐!

발뒤꿈치가 떨어지지 않도록 주의!
벽에서 엉덩이, 등, 머리가 떨어지지 않도록 주의!

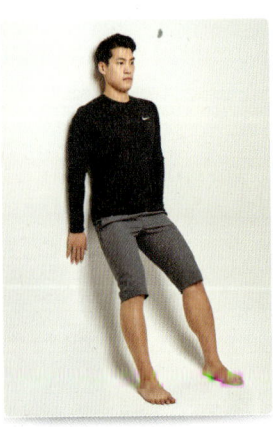

C. 발바닥으로 바닥을 밀어내면서 제자리로 돌아간다.

15회 3세트

# 3-2 허벅지 안쪽 강화 운동

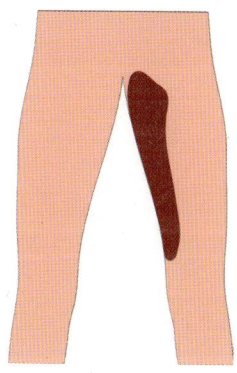

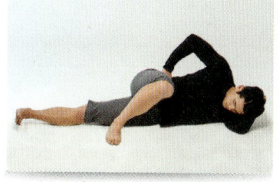

A. 옆으로 누워 몸을 일자로 만들고 발바닥을 바닥에 놓아 지지해 준다.

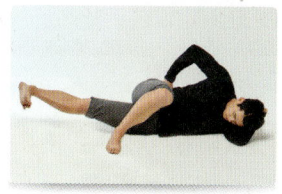

B. 아래에 있는 다리를 쭉 펴고 발끝을 당긴 상태로 호흡을 뱉으며 위로 들어준다.

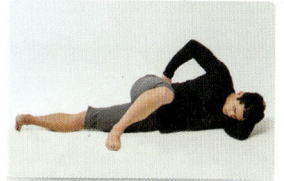

C. 호흡을 들이마시면서 제자리로 돌아간다.

양쪽 15회 3세트

# 3-3 허벅지 뒤쪽 강화 운동

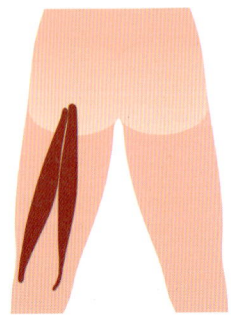

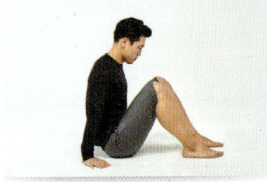

A. 앉은 상태에서 발 위치를 무릎에서 바닥까지 다리가 수직이 되게 놓고 양발 간격은 주먹 하나 들어갈 정도로 벌린다.

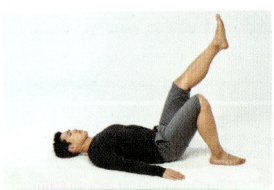

B. 무릎을 세운 상태로 눕는다.

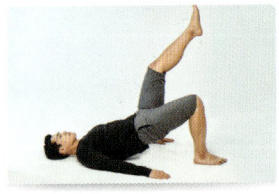

C. 다리 한쪽을 들고 호흡을 뱉으면서 엉덩이를 올린다.

**여기서 잠깐!**
허리가 꺾이지 않도록 주의!

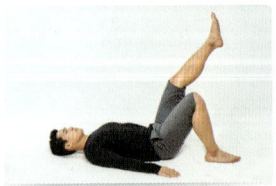

D. 호흡을 들이마시면서 제자리로 돌아간다.

양쪽 15회 3세트

# 4 중둔근 강화 운동

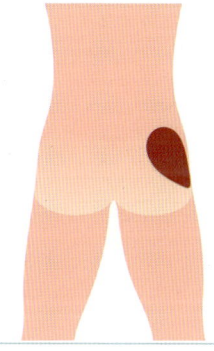

| 운동 목적 | 골반 안정화, 허리 통증 감소, 고관절 안정화 |

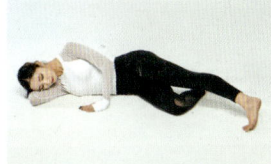

A. 편하게 옆으로 누워 아래쪽 무릎은 접어주고 위쪽 다리는 발끝을 당겨 바닥에 놓는다.

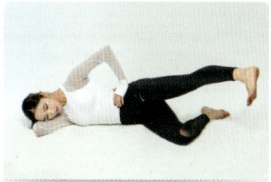

B. 발끝은 당겨주고 뒤꿈치는 위를 향하게, 무릎은 펴준 상태로 다리를 위로 올린다.

 여기서 잠깐!

허리가 꺾이지 않도록 주의!
엉덩이가 뒤로 빠지지 않도록 주의!

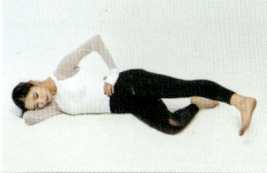

C. 호흡을 들이마시면서 바닥에 발이 닿지 않게 내린다.

 여기서 잠깐!

허벅지나 종아리에 힘이 더 많이 들어간다면 각각 허벅지 옆쪽과 종아리를 풀어주고 실시!

양쪽 15회 3세트

# 5. 중심부(코어) 강화 운동

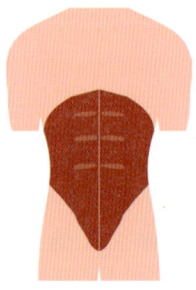

| 운동 목적 | 밸런스 잡기, 전신 힘 키우기, 허리 통증 감소 |

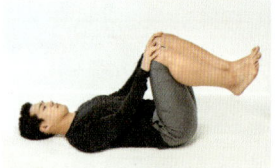

A. 바닥에 누워 양다리를 90도로 접어 들어준 다음 손바닥을 무릎에 놓는다.

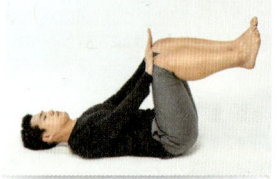

B. 호흡을 뱉어주며 손바닥과 무릎이 떨어지지 않도록 서로 밀어준다.

 **여기서 잠깐!**

허리가 바닥에서 떨어지지 않게 유지!

20초 유지 5세트

# 6 복부 강화 운동

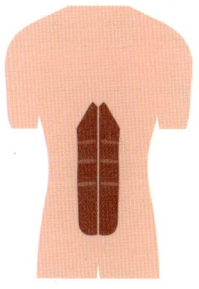

| 운동 목적 | 허리 통증 감소, 몸통의 힘 키우기 |

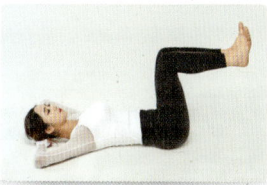

A. 다리는 90도로 들어주고 양손은 머리 뒤를 잡는다.

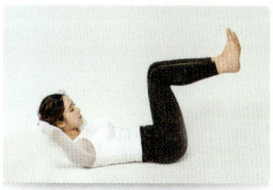

B. 호흡을 뱉어주며 상체를 들어 올린다.

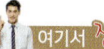 여기서 잠깐!

허리가 바닥에서 떨어지지 않도록 주의!
목만 당겨서 올라오지 않도록 주의!

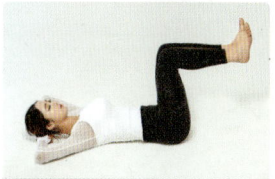

C. 호흡을 들이마시면서 제자리로 돌아간다.

15회 3세트

# 7 엉덩이 강화 운동

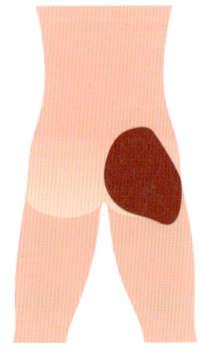

**운동 목적**    골반 안정화, 허리 통증 감소, 고관절 안정화

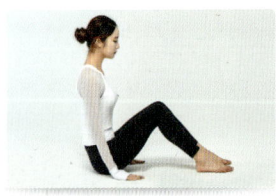

A. 앉은 상태에서 발 위치를 무릎에서 바닥까지 다리가 수직이 되게 놓고 양발 간격은 어깨너비 정도로 벌린다.

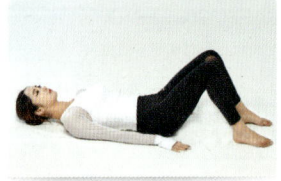

B. 무릎을 세운 상태로 눕는다.

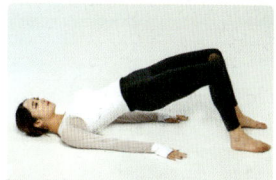

C. 무릎이 모이지 않게 유지하고 엉덩이를 위로 들어 올리며 강하게 조인다.

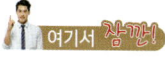

허리가 꺾이지 않도록 주의

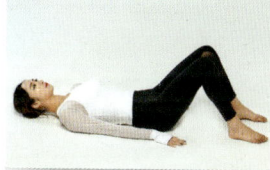

D. 호흡을 들이마시면서 제자리로 돌아간다.

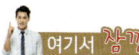

허벅지나 종아리에 힘이 더 많이 들어간다면 각각 허벅지와 종아리를 풀어주고 실시!

20회 3세트

# 8 허리 강화 운동

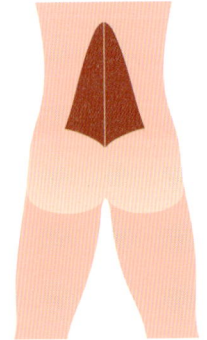

| 운동 목적 | 척추 보호, 허리 통증 완화 |

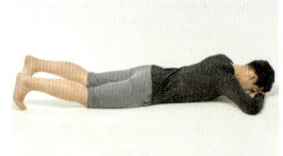

A. 양팔을 접어 손등에 이마를 대고 편하게 엎드린다.

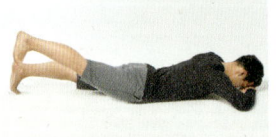

B. 호흡을 뱉으면서 다리 한쪽을 쭉 펴고 들어준다.

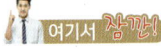 여기서 잠깐!

골반이 바닥에서 떨어져 돌아가지 않도록 주의!

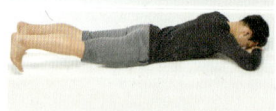

C. 호흡을 들이마시면서 제자리로 돌아간다.

양쪽 15회 3세트

# 9 흉추 가동성 운동

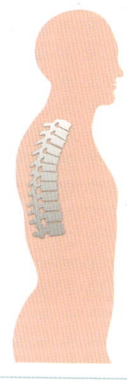

**운동 목적**    원활한 호흡 확보, 몸통의 안정화, 몸통의 가동 범위 확보

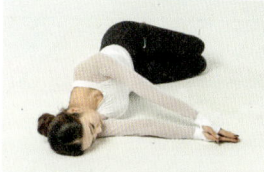

A. 다리를 90도로 접고 양팔은 앞으로 뻗어준 상태로 옆으로 눕는다.

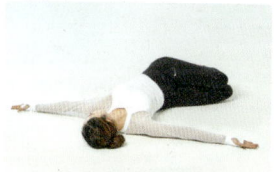

B. 호흡을 뱉어주며 위쪽에 있는 팔을 반대편으로 넘긴다.

 여기서 잠깐!

시선도 팔과 함께 넘어가며 반대편을 본다.
골반이 같이 따라가지 않게 주의!

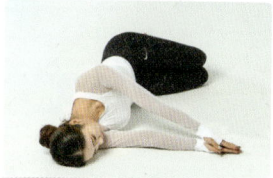

C. 호흡을 들이마시면서 제자리로 돌아간다.

양쪽 10회 3세트

# 10 날개뼈 가동성 운동

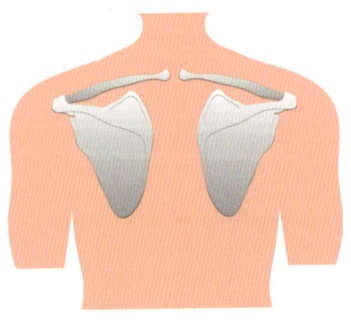

| 운동 목적 | 어깨의 가동 범위 확보, 날개뼈 움직임 확보, 굽은 등 회복 |

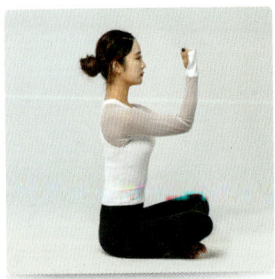

A. 주먹을 쥐고 손등이 앞을 향하게 하고 양팔을 붙인다.

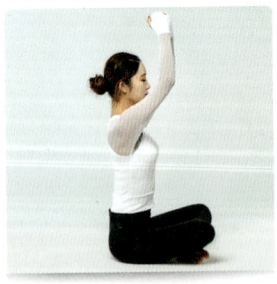

B. 호흡을 뱉으며 머리 위로 팔을 뻗는다.

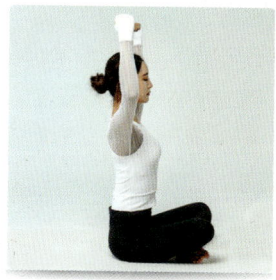

C. 팔을 양옆으로 벌려 Y자가 되도록 한다.

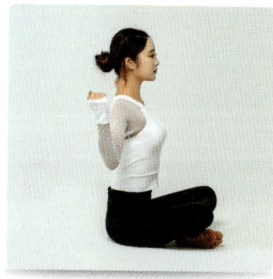

D. 가슴을 내밀고 양쪽 팔꿈치를 접으며 등 쪽으로 당겨준다.

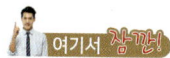

승모근에 힘이 들어가지 않도록 주의!

10회 3세트

# 11 중하부 승모근 강화 운동

**운동 목적**: 날개뼈 안정화, 어깨 통증 완화, 구부정한 자세 교정

## 11-1 T 운동 (중부 승모근)

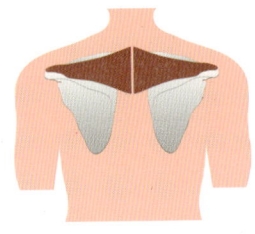

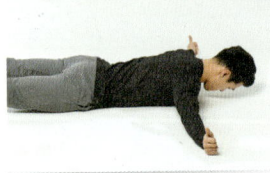

A. 엎드린 상태에서 양팔을 벌려 몸을 T 자를 만든다.

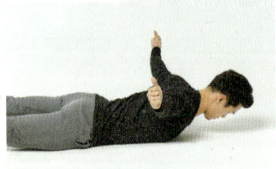

B. 호흡을 뱉으며 엄지가 하늘을 향하게 팔 전체를 들어준다.

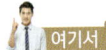 여기서 잠깐!

날개뼈를 모아준다는 느낌으로 조여준다.
상부 승모근에 힘이 들어가지 않도록 가슴을 내밀어 준다.

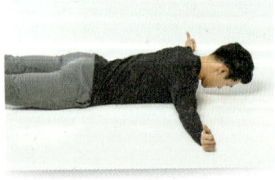

C. 호흡을 들이마시면서 제자리로 돌아간다.

15회 3세트

# 11-2 Y 운동(하부 승모근)

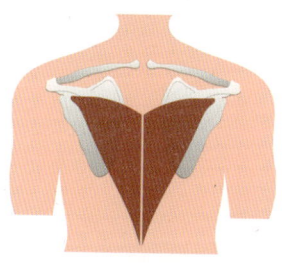

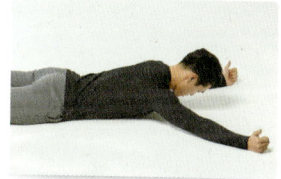

A. 엎드린 상태에서 양팔을 벌려 몸을 Y 자를 만든다.

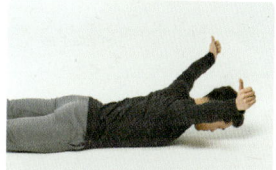

B. 호흡을 뱉으며 엄지가 하늘을 향하게 팔 전체를 들어준다.

 여기서 잠깐!

날개뼈를 모아준다는 느낌으로 조여준다.
상부 승모근에 힘이 들어가지 않도록 가슴을 내밀어 준다.

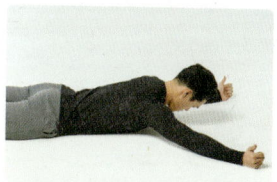

C. 호흡을 들이마시면서 제자리로 돌아간다.

15회 3세트

# 12 등 강화 운동

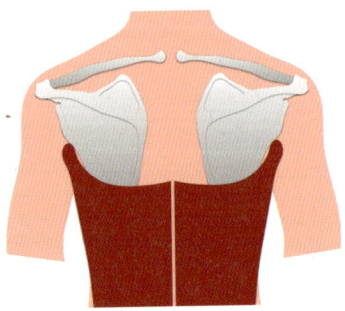

**운동 목적** — 굽은 등, 거북목 예방 및 완화

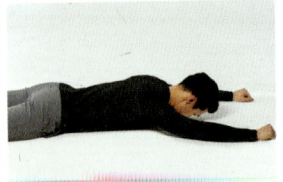

A. 팔을 쭉 뻗고 엎드린다.

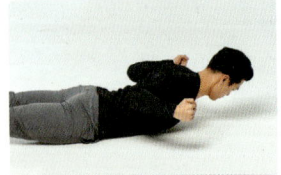

B. 상체를 들어주며 팔꿈치를 당긴다.

 **여기서 잠깐!**

가슴을 내밀면서 당겨준다.

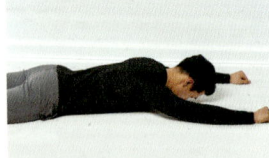

C. 호흡을 들이마시면서 제자리로 돌아간다.

15회 3세트

# 13 회전근개 강화 운동

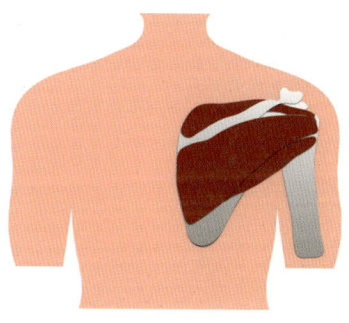

| 운동 목적 | 어깨 안정화, 어깨 가동 범위 확보, 오십견 보완 및 예방 |

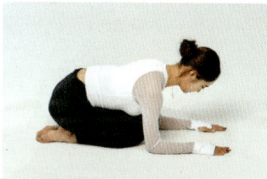

A. 엉덩이를 뒤꿈치에 대고 무릎을 꿇고 엎드린다.

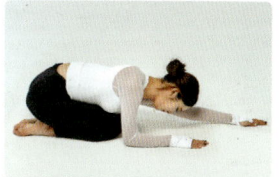

B. 한쪽 팔꿈치는 무릎에 붙이고 한쪽 팔은 앞으로 쭉 뻗는다.

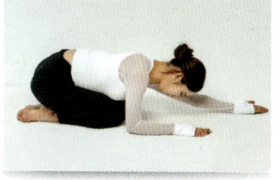

C. 팔을 최대한 뻗은 상태에서 손바닥이 위를 향하게 돌린다.

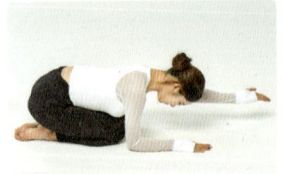

D. 호흡을 뱉으면서 팔이 구부러지지 않게 들어준다.

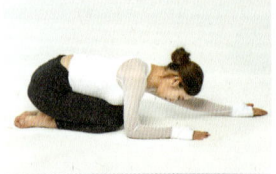

E. 호흡을 들이마시면서 내렸다가 반복한다.

양쪽 10회 3세트

# 14 목덜미 근육 강화 운동

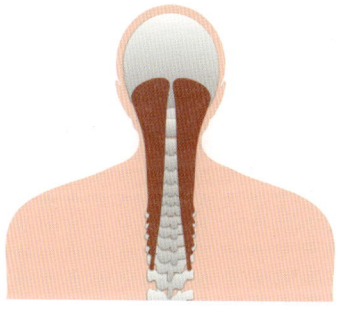

| 운동 목적 | 거북목 예방 및 완화, 목 통증 완화, 어깨 통증 완화 |

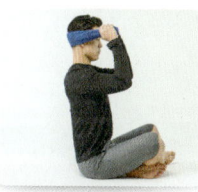

A. 수건을 머리 뒤에 받치고 양손으로 잡는다.

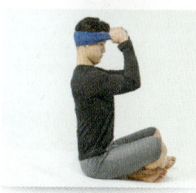

B. 호흡을 뱉으며 양손으로 수건을 당겨주고 머리는 뒤로 밀어준다.

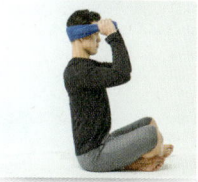

C. 호흡을 들이마시면서 제자리로 돌아간다.

10초 유지 5회 3세트

케이스 & 통증
풀기(마사지 볼 & 스트레칭)
강화 운동
**사무실에서 할 수 있는 케어**

Part

# 4 사무실에서 할 수 있는 케어

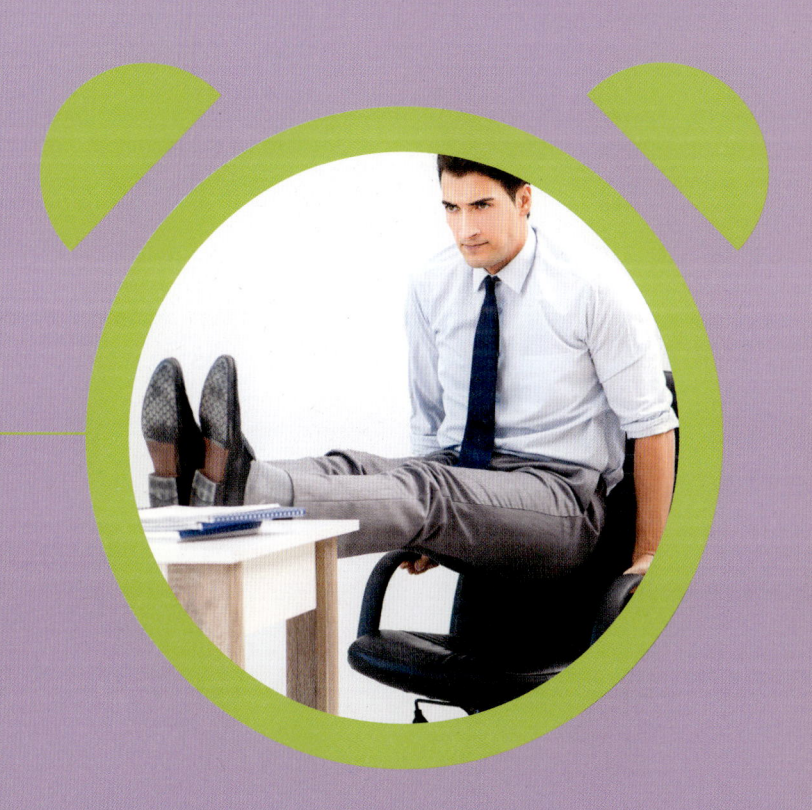

# 1. 발바닥 마사지

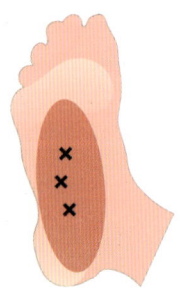

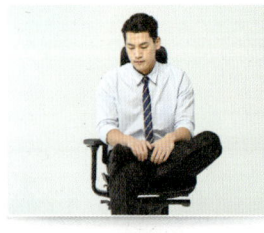

A. 발을 반대쪽 다리 위에 올려놓는다.

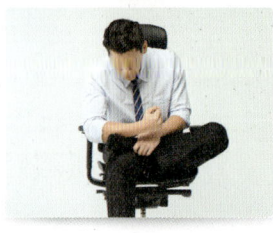

B. 팔 뼈를 이용하여 발바닥을 눌러준다.

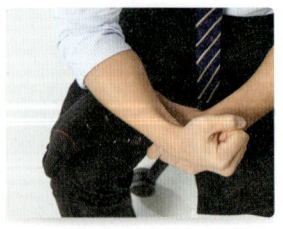

C. 발바닥 움푹 들어간 부분을 집중적으로 풀어준다.

## 2 아킬레스건 마사지

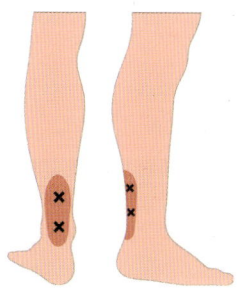

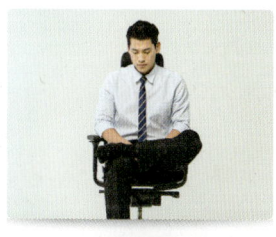

A. 발을 반대쪽 다리 위에 올려놓는다.

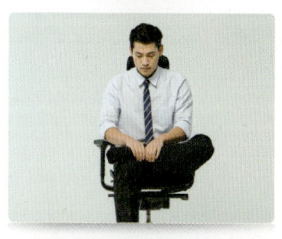

B. 양손으로 발목을 잡고 양쪽 엄지로 아킬레스건을 눌러준다.

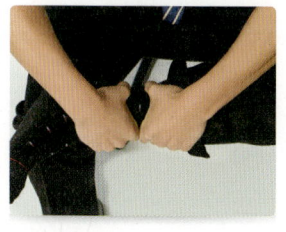

C. 뒤꿈치 윗부분부터 종아리근육 아래까지 이동하며 눌러준다.

# 3 종아리 마사지 & 스트레칭

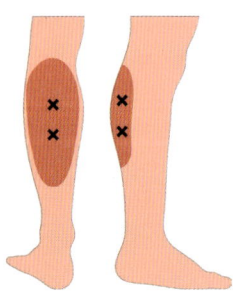

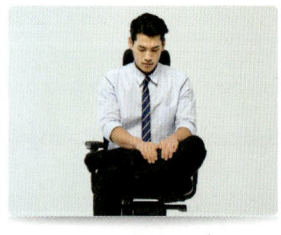

A. 발을 반대쪽 다리 위에 올려놓는다.

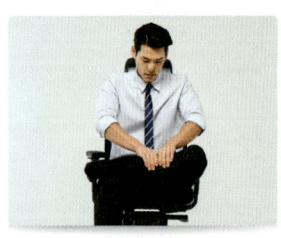

B. 양쪽 네 손가락으로 정강이뼈를 잡고 지지한다.

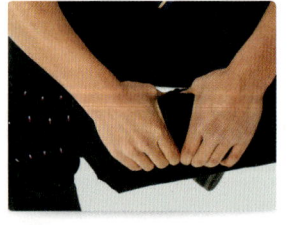

C. 양쪽 엄지로 종아리를 눌러준다.

### 스트레칭

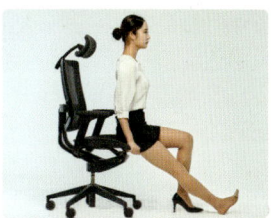

A. 뒤꿈치를 바닥에 대고 발끝을 당긴다.

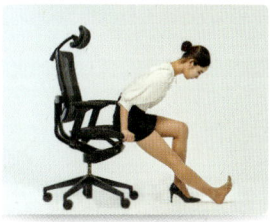

B. 허리를 세우고 배를 허벅지에 붙인다는 느낌으로 호흡을 뱉으며 상체를 숙인다.

# 4. 장요근 스트레칭

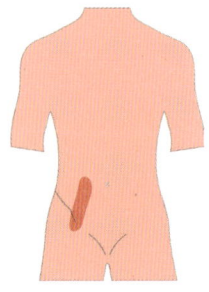

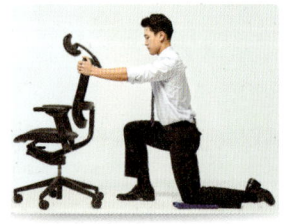

A. 한쪽 다리 무릎은 바닥에 대고 반대쪽 다리는 무릎을 접어 앞으로 뻗는다.

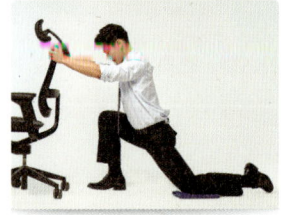

B. 호흡을 뱉으며 골반을 앞으로 눌러준다.

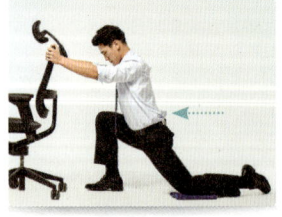

C. 상체가 앞으로 쏠리지 않도록 엉덩이를 눌러주는 느낌으로 늘린다.

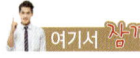

골반이 돌아가지 않게 주의!

# 5 이상근 스트레칭

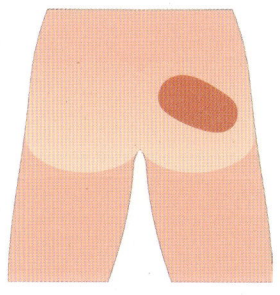

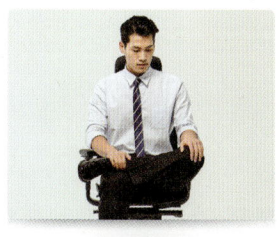

A. 다리 한쪽을 반대쪽 무릎 위로 올려놓는다.

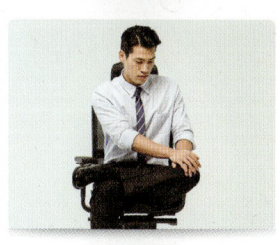

B. 올려놓은 다리 쪽 무릎을 손으로 눌러준다.

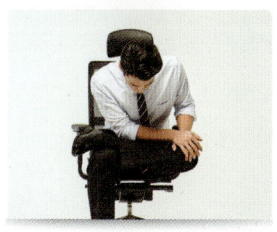

C. 허리를 세우고 배를 허벅지에 붙여준다는 느낌으로 상체를 숙인다.

# 6 요방형근 스트레칭

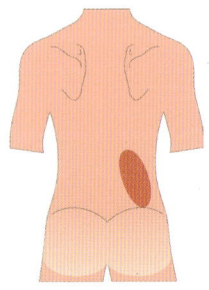

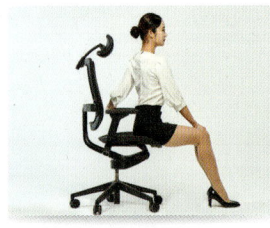

A. 한쪽 손바닥을 반대쪽 무릎 바깥쪽에 댄다.

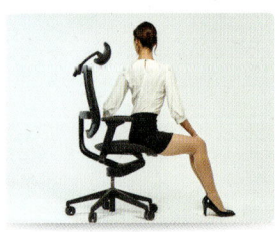

B. 골반이 돌아가지 않게 하고 시선과 몸을 돌려 반대 손으로 의자를 잡는다.

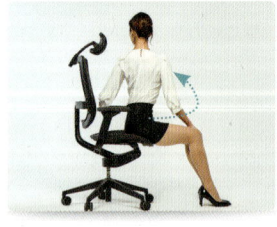

C. 호흡을 뱉으면서 손바닥으로 무릎을 밀어 허리를 돌려 늘려준다.

# 7 능형근 스트레칭

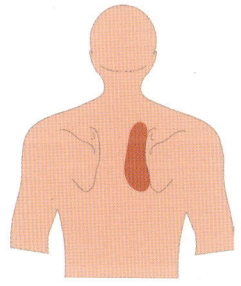

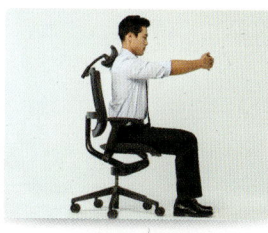

A. 의자에 앉아 허리를 펴고 팔을 앞으로 뻗어 깍지를 낀다.

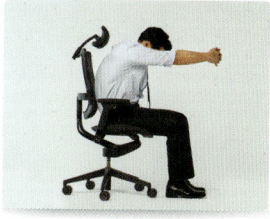

B. 손은 앞으로 쭉 밀고 등은 최대한 뒤로 뺀다.

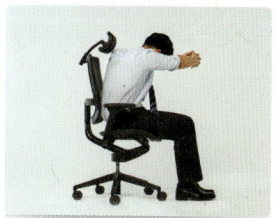

C. 호흡을 뱉으며 팔을 대각선으로 돌리면서 뻗는다.

# 8  등 스트레칭

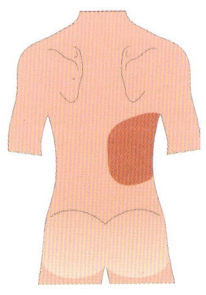

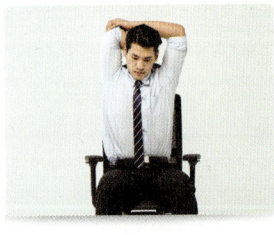

A. 한쪽 팔을 접어 머리 뒤로 넘긴다.

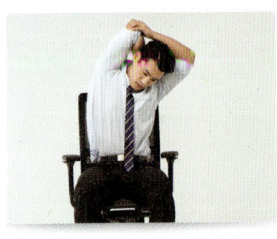

B. 반대 손으로 팔꿈치를 잡고 몸을 옆으로 숙이면서 당긴다.

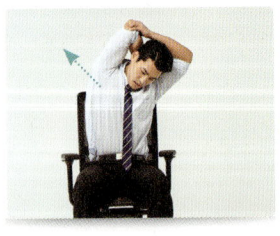

C. 호흡을 뱉으면서 날개뼈를 바깥쪽으로 민다는 느낌으로 늘려준다.

# 9. 가슴 마사지 & 스트레칭

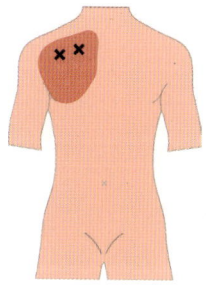

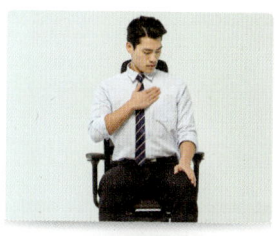

A. 손끝을 쇄골 아래 가슴근육에 댄다.

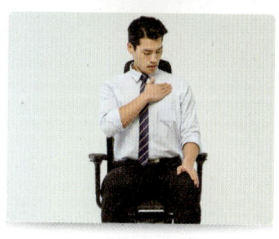

B. 호흡을 뱉으며 어깨 방향으로 밀면서 눌러준다.

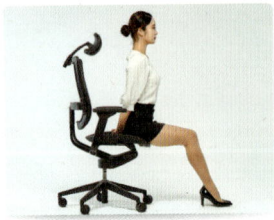

### 스트레칭

A. 의자에 걸터앉아 양손을 뒤로 뻗어 깍지를 낀다.

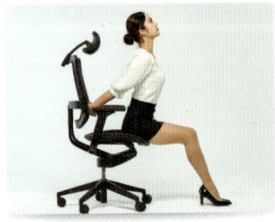

B. 호흡을 뱉으며 팔을 뻗고 가슴은 내밀고 턱은 들어주면서 근육을 늘려준다.

# 10 견갑거근 스트레칭

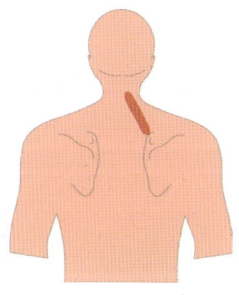

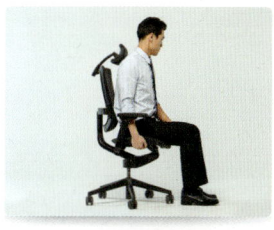

A. 한 손은 의자를 잡고 고개를 전방 45도 방향으로 돌린다.

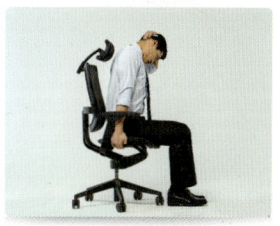

B. 다른 한 손은 손바닥으로 머리 후두부를 잡고 호흡을 뱉어주며 천천히 당긴다.

 **여기서 잠깐!**

의자를 잡은 손과 턱을 당기며 최대한 늘려준다.

# 11 회전근개 스트레칭

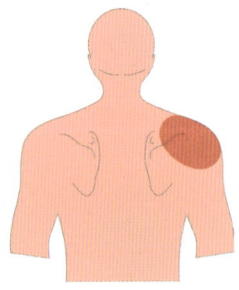

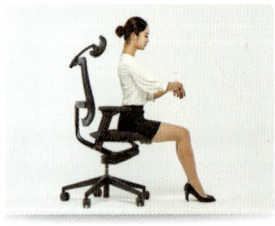

A. 한쪽 팔을 접어 앞으로 들고 반대 손을 손목에 올린다.

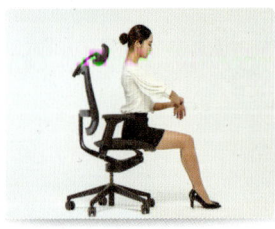

B. 호흡을 뱉으며 손목을 바닥 쪽으로 눌러준다.

# 12 목 마사지

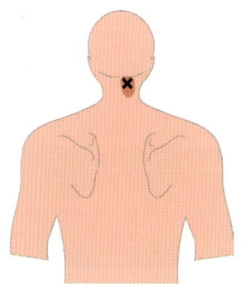

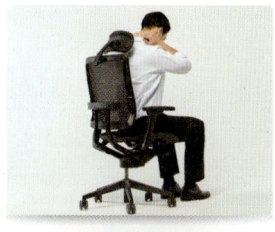

A. 양손을 뒤 목뼈 양옆에 둔다.

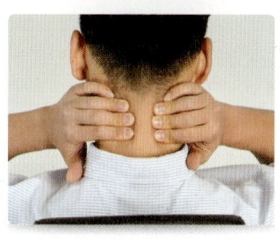

B. 검지, 중지, 약지 양 세 손가락으로 꾹꾹 눌러준다.

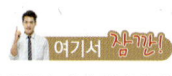

뒤통수뼈 아래부터 어깨 윗부분까지 이동하며 눌러준다.

# 13 손목 스트레칭

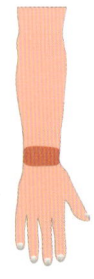

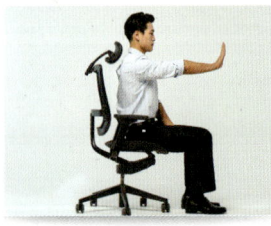

A. 팔을 쭉 펴고 손끝이 위를 향하게 손목을 접는다.

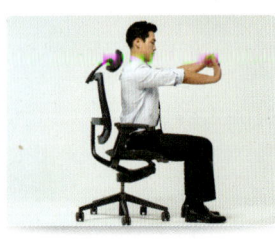

B. 호흡을 뱉으며 손바닥을 잡고 몸 쪽으로 당긴다.

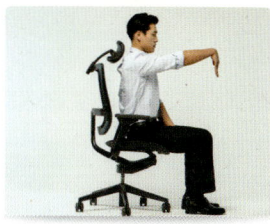

C. 다시 팔을 쭉 펴고 손끝이 바닥을 향하게 손목을 접는다.

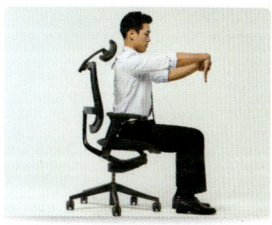

D. 호흡을 뱉으며 손등을 잡고 몸 쪽으로 당긴다.

# 직장인 통증 생존기

**초판 1쇄 인쇄**  2018년 5월 15일
**초판 1쇄 발행**  2018년 5월 20일

**발행인**  박해성
**발행처**  (주)정진라이프
**지은이**  이승철
**출판등록**  2016년 5월 11일
**주소**  02752 서울특별시 성북구 화랑로 119-8, 3층(하월곡동)
**전화**  02-917-9900
**팩스**  02-917-9907
**홈페이지**  www.jeongjinpub.co.kr

ISBN  979-11-961632-4-2  *13510


- 본 책은 저작권법에 따라 한국 내에서 보호받는 저작물이므로 무단 전재와 복제를 금합니다.
- 이 도서의 국립중앙도서관 출판예정도서목록(CIP)은 서지정보유통지원시스템 홈페이지(http://seoji.nl.go.kr)와 국가자료공동목록시스템(http://www.nl.go.kr/kolisnet)에서 이용하실 수 있습니다. (CIP제어번호 : CIP2018012982)
- 파본은 교환해 드립니다. 책값은 뒤표지에 있습니다.